U0304438

一碗好喝的
杂粮养生粥

甘智荣 编著

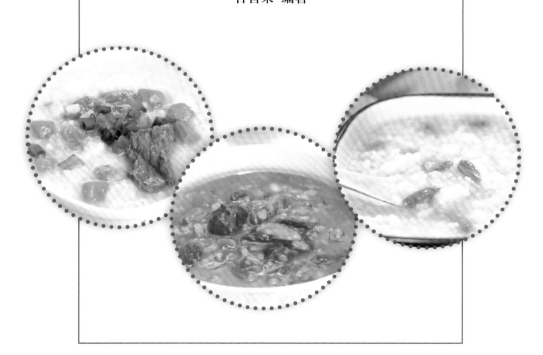

江苏凤凰科学技术出版社 · 南京

图书在版编目（CIP）数据

一碗好喝的杂粮养生粥 / 甘智荣编著 . — 南京：
江苏凤凰科学技术出版社, 2022.9
ISBN 978-7-5713-2567-1

Ⅰ . ①一… Ⅱ . ①甘… Ⅲ . ①粥－食物养生－食谱
Ⅳ . ①R247.1②TS972.137

中国版本图书馆 CIP 数据核字 (2021) 第 250499 号

一碗好喝的杂粮养生粥

编　　　著	甘智荣	
责 任 编 辑	汤景清	
责 任 校 对	仲　敏	
责 任 监 制	方　晨	

出 版 发 行	江苏凤凰科学技术出版社	
出版社地址	南京市湖南路 1 号 A 楼, 邮编 : 210009	
出版社网址	http://www.pspress.cn	
印　　　刷	天津丰富彩艺印刷有限公司	

开　　　本	718 mm × 1 000 mm 1/16	
印　　　张	13	
插　　　页	1	
字　　　数	390 000	
版　　　次	2022 年 9 月第 1 版	
印　　　次	2022 年 9 月第 1 次印刷	

标 准 书 号	ISBN 978-7-5713-2567-1	
定　　　价	49.80 元	

图书如有印装质量问题, 可随时向我社印务部调换。

一碗好粥，呵护全家健康

中华文明源远流长，在中国人的饮食中，粥处于举足轻重的位置，它不仅可用以果腹，且能补益身心、延年益寿。在中国几千年有文字记载的历史中，粥的身影伴随始终。有关粥的文字，也常见于典籍，如《周书》曰："黄帝始烹谷为粥。"东汉著名医学家张仲景在《伤寒论》中强调，在服用桔枝汤和桃花汤后，需饮热粥以助药力。清代诗人袁枚的《随园食单》记载："见水不见米，非粥也；见米不见水，非粥也。必使水米融洽，柔腻如一，而后谓之粥。"清代学者黄云鹄所著的《广粥谱》中记载粥方247个，这可能是中国最早有关粥的专著。

约2500年前，粥的功能便将"食用""药用"高度融合，中华饮食文化进入了带有人文色彩的"养生"阶段。"苏门四学士"之一的张耒在《粥记》中写道："晨起，食粥一大碗，空腹胃虚，谷气便作，所补不细，又极柔腻，与肠胃相得，为饮食之妙法也。"南宋著名诗人陆游也极力推荐食粥养生，认为其能延年益寿，曾作《粥食》："世人个个学长年，不悟长年在目前，我得宛丘平易法，只将食粥致神仙。"明代《医学入门》中也做了类似记述："晨起食粥，推陈致新，利膈养胃，生津液，令人一日清爽，所补不小。"

现代医学研究认为，脾胃虚寒者，若在早晨进食油腻、生硬之物，会引起消化不良，而清淡的粥品易被消化，可以补益肠胃；如能在粥中加入莲子、红枣、山药、桂圆、薏米等保健食材，则更有益于身体健康，能够祛病防病。总之，粥虽普通，但于人之功效甚大。

本书立足传统，汇集了常见的各种粥品，旨在为广大读者提供更多的养生选择。本书第一章介绍了粥的功效，也罗列了各种做粥的食材，介绍了煲粥的工序，读者可从中了解怎样方便快捷地制作出一碗养生杂粮好粥。紧接着，本书针对各年龄段人群的需求，有针对性地介绍了多种符合各类人群补益需求的特色养生粥。最后，还介绍了几十道简单易做、色香味俱全的配粥小菜。

我们衷心祝愿阅读本书的读者都能掌握中国这一传统养生补益法，用一碗好粥，呵护全家安康！

阅读导航

我们在此特别制作了阅读导航这一单元，对全书各章节的部分功能、特点等做一大概说明，希望借此大大提高读者阅读本书的效率。

总述
用简单的词语提炼出本节将要阐述的主要内容。

祛痰治咳嗽

相关症状概述
用简洁的文字、专业的医学术语对相关症状做一总体概述，简略但不简单。

咳嗽是呼吸系统出现病变时表现出的一个症状，也是人体清除呼吸道内分泌物或异物时的一种保护性行为。如果患者体内存在细菌、病毒等，可能引发咳嗽。当气温或气压发生剧烈变化时，也可能引起咳嗽，所以，咳嗽经常发生在寒冷的季节或季节交替时。咳嗽者可适当食用如枇杷叶冰糖粥等有清热解毒、化痰止咳作用的粥品。

对症养生
从饮食原则及生活调理两方面阐明适合该症状的饮食原则及生活习惯。

🔍 饮食原则
多喝温热的白开水；感冒咳嗽时，人体内维生素的消耗会增加，所以在饮食中要多吃一些富含维生素的深绿色、橙色的蔬菜和水果；在感冒咳嗽时，不宜吃得过咸或过甜，不宜进食油腻或刺激性食物，不宜食用辛辣、寒凉类食物，不宜食用海鲜；患病期间要少食多餐，注意营养的合理搭配，

可适量增加牛奶、鸡蛋羹、水果或粥的摄入。

○ 生活调理
平时应注意保护呼吸道，避免接触诱发咳嗽的因素，如要避免有害气体、烟雾、粉尘等对呼吸道的损害；还应该加强锻炼，增强体质，提高免疫力；病后，还应当保持室内空气流通。

😊 推荐食材、药材

鲫鱼 健脾利湿	**银杏** 敛肺定喘	**百合** 养阴润肺	**芹菜** 清热解毒

推荐食材、药材
以图片的形式说明对症养生适合食用的食材与药材，清晰明了，一看就懂。

推荐好粥

花生粥

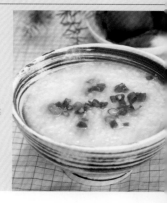

主料
大米100克，花生米30克。

配料
盐2克，葱花适量。

做法
1. 大米洗净，泡发；花生米洗净。
2. 锅置火上，锅中注水，下入大米和花生米，熬煮至呈浓稠状。
3. 加盐调味，撒上葱花即可。

功效解读
此粥有润肺止咳的功效，适合咳嗽患者食用。

158

推荐好粥

鲫鱼玉米粥

主料

大米80克，鲫鱼30克，玉米粒20克。

配料

盐3克，料酒5毫升，香油3毫升，白醋2毫升，葱花、生姜丝各适量。

做法

1. 将大米淘洗净，再用清水浸泡；将鲫鱼洗净后切小片，用料酒腌渍；玉米粒洗净备用。
2. 锅置火上，放入大米，加适量清水，用大火煮至五成熟。
3. 放入鲫鱼片、玉米粒、生姜丝，调小火煮至米粒开花，加盐、香油、白醋调匀，撒上葱花。

功效解读

鲫鱼有健脾开胃、利尿消肿、止咳平喘、清热解毒的功效；玉米有益肺宁心、清湿热、利肝胆的功效。此粥适用于痰热咳嗽等症。

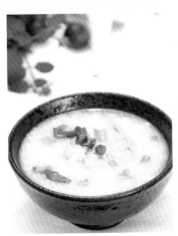

青鱼芹菜粥

主料

大米100克，青鱼肉30克，芹菜20克。

配料

盐3克，料酒10毫升，香油3毫升，枸杞子、生姜丝各适量。

做法

1. 将大米洗净泡发；将青鱼肉洗净，用料酒腌渍；将芹菜洗净切丁；枸杞子洗净备用。
2. 锅置火上，注入适量清水，放入大米煮至五成熟。
3. 放入青鱼肉、生姜丝、枸杞子煮至粥成，放入芹菜丁稍煮后加盐、香油，调匀即可。

功效解读

青鱼有益气化湿、养胃和中的功效；芹菜可祛风利喉。此粥适合咳嗽患者食用。

老少咸宜养生粥

159

3

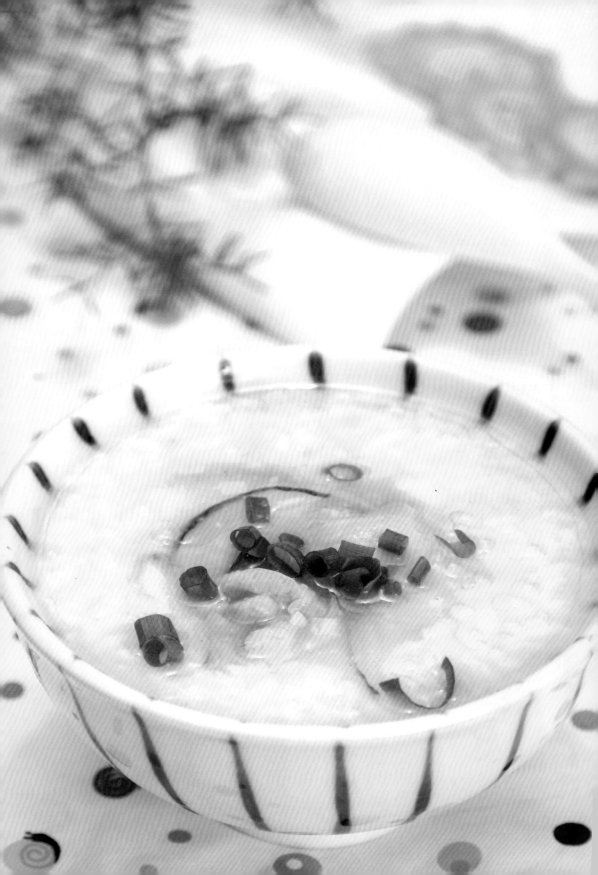

目录 | Contents

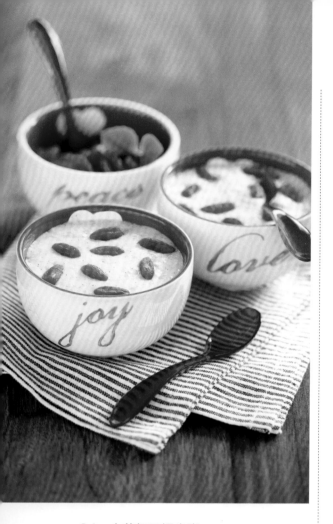

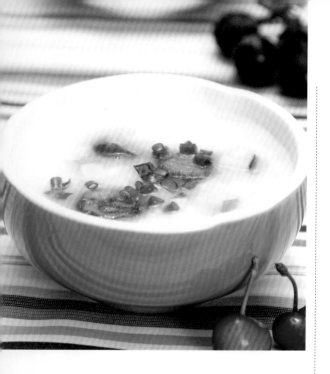

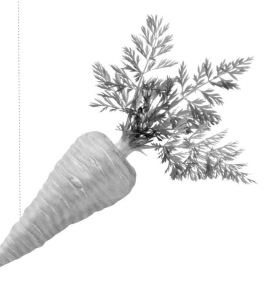

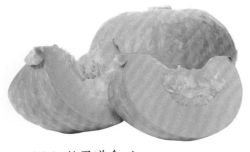

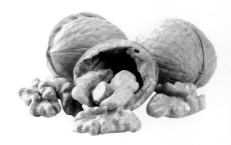

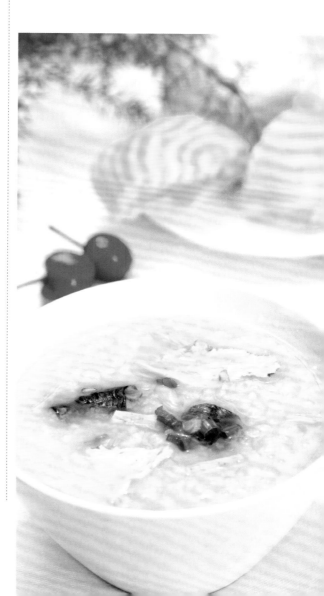

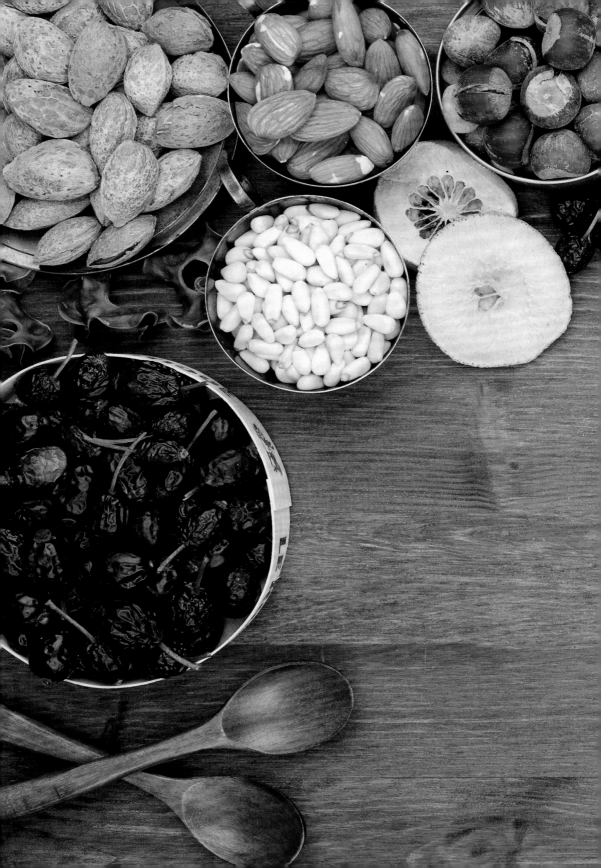

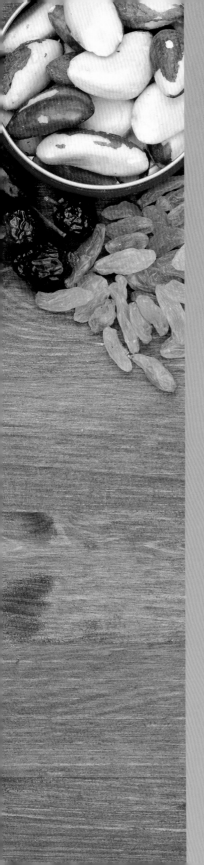

第一章
好粥来自好食材

　　粥以粮食为主，为人体提供维持生命和进行生理活动的营养物质。粥在我国传统食疗、食补中一直有着"世间第一补人之物"的美称，受到人们的广泛欢迎。本章将对粥做一简要概述，包括粥的优点和功效、制作粥品的常用食材、食粥的讲究、制作粥的流程和窍门等。

常见养生保健粥

粥是人们日常生活中再熟悉不过的食物之一，不仅自身营养丰富，而且是其他营养食物的绝佳载体。粥的种类丰富，既有能减肥塑身的红薯粥、胡萝卜粥，又有能美容护肤的蔬菜粥、水果粥，还有能清心安神的莲子百合粥，等等。因食材的不同，粥的保健作用也不尽相同。在此，我们仅对一般家常粥的功效作用做一总结，大体可分为以下6个方面。

增气力 粥具有滋补强身的功效，经常食用可增气力、强筋骨。

美容养颜 食粥可很好地滋润五脏，一段时间后即能够由内到外地提升气色，收到美颜靓肤的效果。

消宿食 粥本身即为易消化之物，很适宜积食者食用；而且食热粥能够温暖脾胃，促进胃中积食的消化。

调养胃肠 粥多为谷物与水的混合物，容易消化，令胃肠得以休养，尤其适合胃肠功能不佳者食用。

滋润肠道 粥中含有大量水分，经常喝粥不仅可果腹充饥，还能为身体提供水分，滋润肠道。

延年益寿 很多长寿者皆有食粥的习惯。随着年龄的增长，人体各项生理功能开始衰退，此时多进食一些粥汤食品，的确可起到滋养身体、延年益寿的作用。

☺ 家常粥推荐

大米粥

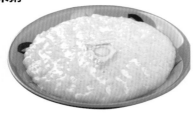

大米性平，味甘，有和胃气、补脾虚、壮筋骨、养五脏的功效。大米粥是我国民众经常食用的早餐品种之一。

黑豆粥

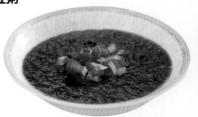

黑豆粥含丰富的蛋白质、胡萝卜素、B族维生素等营养物质，有补肾强身、活血利水、解毒、滋阴明目的功效。

绿豆粥

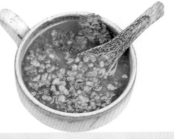

绿豆粥有清热解毒、降火消暑的功效，十分适合在夏天食用。

玉米糁粥

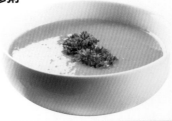

玉米糁粥是我国北方的典型食品，以东北地区最为常见。其热量低且助消化，广受人们喜爱。

益寿延年药用粥

　　除了家常粥，还有药粥——以中药、谷物、其他食物共同熬煮而成的粥。它们不仅可用于充饥，还可辅助治疗病症，对身体具有调理和保健的功效。自古以来，我国人们一直推崇药食同源，食物也是药物，药物也可供食用，寓治疗于饮食之中，即食亦养，养亦治，这是中医学的一大特点。药粥的作用大致有以下3点。

增强体质，预防疾病

　　俗话说："脾胃不和，百病由生。"脾胃功能的强盛与否与人体的健康状况密切相关。药粥中的主要成分为大米、糯米、小米等，本来就是健脾益胃佳品；再与黄芪、人参、枸杞子、山药、桂圆、芝麻、核桃等共同熬成粥，增强体质的效果十分出色。药粥通过调理脾胃，改善人体消化功能，对扶助正气、强身健体具有重要作用。以药粥预防疾病，民间早有实践。比如，胡萝卜粥可以预防高血压，薏米粥可以预防癌症、泄泻。

养生保健，益寿延年

　　药粥是药物疗法、食物疗法与营养疗法相结合的方法，能起到药物疗疾与米谷养生的双重功效。关于药粥的养生保健作用，宋代著名诗人陆游曾作诗曰："世人个个学长年，不悟长年在目前。我得宛丘平易法，只将食粥致神仙。"的确，很多中药都有延年益寿、延缓衰老的功效，如人参、枸杞子、核桃仁等，将之熬成药粥，经常服用，可以抗衰老、延天年。

疾病调养的辅助治疗

　　在一般情况下，食用药粥被作为病后调养的辅助治疗方法。如在黄疸型肝炎的治疗过程中，可以配合使用茵陈粥；在尿路感染的治疗过程中，可以配合使用车前子粥；在神经衰弱的治疗过程中，可以配合使用酸枣仁粥等。药粥尤其适合身体虚弱、需要补养的大病初愈者或产后妇女。慢性久病患者，由于抗病能力低下，往往不能快速痊愈，长期采用药物治疗，往往易损伤脾胃；而且有些药物还有不良反应，更易加重身体负担。如能根据病情的不同，选择不同的中药熬粥食用，既能健脾胃，又能辅助治疗疾病。

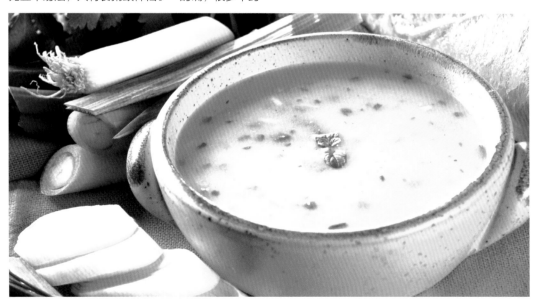

药粥寓医于食，不仅可以充饥，还可辅助治疗病症，对身体具有调理和保健的功效。

常选熬粥好食材

小米

健脾和胃
补益虚损

● 热量
1511 千焦/100 克

● 归经
归脾、肾、胃经

● 性味
性凉，味甘、咸；
陈者性寒，味苦

● 宜忌
适宜于脾胃虚弱、
伤食腹胀、体虚低
热者食用；胃寒者
忌用

小米又名粟米、谷子等，为禾本科植物粟的种仁。原产自中国，山东、河北、东北及西北等地区为主产地。按黏性可分为糯粟和粳粟两种。

🔍 营养成分

含有蛋白质、脂肪、碳水化合物、胡萝卜素、维生素B₁、维生素B₂、烟酸，以及钙、磷、铁、镁、铜、锰、锌等矿物质。

⊕ 功效

健脾和胃，补益虚损，和中益肾，除热解毒。

💚 选购与贮存

选购时应选择米粒大小、颜色均匀，呈乳白色、黄色或金黄色，有光泽，少有碎米，无虫，无杂质的产品。通常将小米放在阴凉、干燥、通风的地方保存。

薏米

利水渗湿
舒筋除痹

● 热量
1512 千焦/100 克

● 归经
归脾、胃、肺经

● 性味
性凉，味甘、淡

● 适用量
每日75 克左右为宜

薏米是禾本科植物薏苡的种仁。薏米的营养价值很高，被誉为"世界禾本科植物之王"。薏米既可食用，又可入药用。

🔍 营养成分

含有丰富的碳水化合物、蛋白质、脂肪、氨基酸、薏仁酯、薏仁素、三萜化合物及少量B族维生素等。

⊕ 功效

薏米具有利水渗湿、健脾止泻、舒筋除痹、清热排脓等功效；还可美容健肤，增强人体免疫功能。可用来治疗水肿、脚气、脾虚泄泻，也可治疗肺痈、肠痈等症。

💚 选购与贮存

选购薏米时，以粒大、饱满、色白、完整者为佳。贮藏前要筛除薏仁中的粉粒、碎屑，以防生虫或生霉。

羊肉

**补肾壮阳
益气养血**

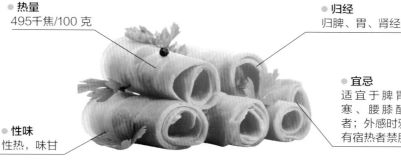

● **热量**
495千焦/100 克

● **归经**
归脾、胃、肾经

● **宜忌**
适宜于脾胃虚寒、腰膝酸软者；外感时邪或有宿热者禁服

● **性味**
性热，味甘

羊肉，古称为羖肉、羯肉，有山羊肉、绵羊肉、野羊肉之分。羊肉既能御风寒，又可补身体，最适宜冬季食用，故被称作冬令补品，深受人们的欢迎。

🔍 **营养成分**

富含蛋白质、脂肪、磷、铁、钙、维生素B_1、维生素B_2等。

🔄 **功效**

健脾温中，补肾壮阳，益气养血。

💚 **选购与贮存**

优质的羊肉有一股很浓的羊膻味；有添加剂的羊肉，羊膻味很淡，而且带有清臭；一般无添加剂的羊肉呈鲜红色，劣质羊肉则呈深红色。羊肉应存放在冰箱的冷冻室内。

洋葱

**健胃宽中
理气消食**

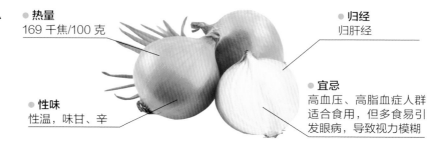

● **热量**
169 千焦/100 克

● **归经**
归肝经

● **宜忌**
高血压、高脂血症人群适合食用，但多食易引发眼病，导致视力模糊

● **性味**
性温，味甘、辛

洋葱，又名球葱、葱头、荷兰葱、皮牙子，为百合科葱属两年生草本植物。洋葱在中国分布广泛，南北各地均有栽培，是主栽蔬菜之一。洋葱供食用的部位为其肥大鳞茎（即葱头），肉质柔嫩，汁多味辣，适于生食，有"菜中皇后"的美誉。

🔍 **营养成分**

不仅富含维生素C、叶酸、钾、锌、硒及纤维质等营养素，还含有2种特殊的营养物质——槲皮素和前列腺素A。

🔄 **功效**

健胃宽中，理气消食，降血脂。

💚 **选购与贮存**

要选择葱头肥大，外皮有光泽、无腐烂，无外伤和泥土的产品。应放于通风处存放，保持干燥。

莲子

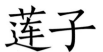

补脾止泻
养心安神

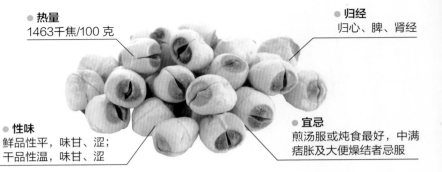

● **热量**
1463千焦/100 克

● **归经**
归心、脾、肾经

● **性味**
鲜品性平，味甘、涩；
干品性温，味甘、涩

● **宜忌**
煎汤服或炖食最好，中满
痞胀及大便燥结者忌服

莲子，又称白莲、莲实、莲米、莲肉，是睡莲科水生草本植物莲的种子。秋季果实成熟时采割莲房，取出果实，除去果皮，干燥而成。

🔍 **营养成分**

含有淀粉、棉子糖、蛋白质、脂肪、钙、磷、铁、维生素C、葡萄糖、叶绿素、棕榈酸及谷胱甘肽等。

♡ **选购与贮存**

好的莲子必须是干燥的，没有受潮；颜色不要太白，有一股自然的清香。在贮藏时，要注意保持干燥，防霉防潮。

⊕ **功效**

补脾止泻，益肾固精，养心安神。

红枣

补中益气
养血安神

● **热量**
1155千焦/100 克

● **归经**
归脾、胃经

● **性味**
性温，味甘

● **宜忌**
红枣皮营养丰富，
应连皮一起食用；
多食红枣易引起腹
胀，导致便秘

红枣，又名大枣，为鼠李科枣属植物的成熟果实，经晾、晒或烘烤干制而成，果皮红至紫红色。红枣最突出的特点是维生素含量非常高，有"天然维生素丸"的美誉。

🔍 **营养成分**

富含维生素C、胡萝卜素、维生素B_2、钙、磷、铁等。

♡ **选购与贮存**

好的红枣皮色呈现紫红色，颗粒大而均匀，皱纹少，痕迹浅；并且皮薄核小，肉质厚而细实。贮藏时可选择将其冷藏或者制成酒枣、蜜枣等加工品后再保存。

⊕ **功效**

补中益气，养血安神，调和药性。

枸杞子

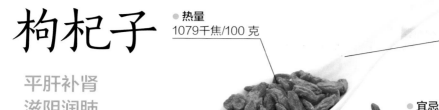

平肝补肾
滋阴润肺

● **热量**
1079千焦/100 克

● **归经**
归肝、肾、肺经

● **宜忌**
常服能补精气诸不足，令人长寿；外邪实热、脾虚有湿及泄泻者忌服

● **性味**
性平，味甘

枸杞子是茄科植物枸杞或宁夏枸杞的成熟果实，浆果为红色。明代药物学家李时珍云："枸杞，二树名。此物棘如枸之刺，茎如杞之条，故兼名之。"

营养成分

富含维生素B_1、维生素B_2、维生素C、甜菜碱、胡萝卜素、铁、亚油酸、酸浆果红素等。

功效

平肝补肾，滋阴润肺，护肤明目。

选购与贮存

选购枸杞子时，以粒大、肉厚、籽少、色红、质柔软者为佳。同时，要特别注意，如果枸杞子的红色太过鲜亮，可能被硫黄熏过，品质已受到影响，吃起来也会有酸味，不宜购买。应将其置于阴凉、干燥处保存，防热、防潮、防蛀。

山药

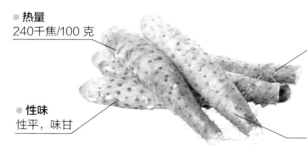

健脾养胃
补肾养精

● **热量**
240千焦/100 克

● **归经**
归肺、脾、肾经

● **宜忌**
脾气虚弱、营养不良导致的消瘦乏力者宜食；邪实脾旺之人服之，会致脘腹饱闷

● **性味**
性平，味甘

山药为薯蓣科植物薯蓣的干燥根茎。冬季茎叶枯萎后采挖，切去根头，洗净，除去外皮及须根，干燥而成。

营养成分

富含皂苷、多巴胺、淀粉酶等营养成分，能分解成蛋白质及碳水化合物，对人体有滋补之效。

功效

健脾养胃，生津益肺，补肾养精。

选购与贮存

山药一般要选择茎干笔直、粗壮，拿到手中有一定分量的。如果是切好的山药，则要选择切开处呈白色的。如果需长时间保存，应该把山药放入木锯屑中包埋；短时间保存，则只需用纸包好，放入低温、阴凉处即可。

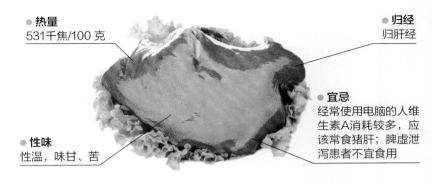

猪肝

补肝明目
养血补血

● 热量
531千焦/100 克

● 性味
性温，味甘、苦

● 归经
归肝经

● 宜忌
经常使用电脑的人维生素A消耗较多，应该常食猪肝；脾虚泄泻患者不宜食用

猪肝，即猪的肝脏，是猪体内储存养料和解毒的重要器官，含有丰富的营养物质，具有保健功效，是理想的补血佳品之一。

营养成分

含有蛋白质、维生素B$_1$、维生素B$_2$、烟酸、卵磷脂、铁、磷、维生素A、维生素C等。

功效

猪肝具有补肝明目、养血补血的功效，可以预防眼睛干涩、疲劳，调节和改善贫血患者造血系统的生理功能，还可增强人体免疫力，抗氧化，防衰老。常用于调治血虚萎黄、夜盲、目赤、水肿、脚气等症。

选购与贮存

选购猪肝时，以质软且嫩，手指稍用力可插入切开处者为佳。最好现买现吃，因其不耐保存。

香菇

扶正补虚
健脾开胃

● 热量
107千焦/100 克

● 性味
性平，味甘

● 归经
归肝、胃经

● 宜忌
每餐以20~30克为宜；香菇与菜花同食，会影响人体对锌的吸收

香菇，又名花菇、香蕈、香信、香菌、冬菇，为侧耳科植物香蕈的子实体，是一种生长在木材上的真菌。香菇是我国特产之一，在民间素有"山珍"之称，味道鲜美，香气沁人，营养丰富。

营养成分

富含蛋白质、脂肪、碳水化合物、叶酸、膳食纤维、维生素B$_2$、烟酸、维生素C、钙、磷、钾、钠、镁、铁等。

功效

扶正补虚，健脾开胃，祛风透疹，理气化痰，解毒抗癌。

选购与贮存

选择体圆齐正、菌伞肥厚、盖面平滑、质干不碎、手捏菌柄有坚硬感、放开后菌伞随即膨松如故的产品。将鲜香菇放在2~4℃的低温环境中，可保存1周左右。

桂圆

**补益气血
养心健脾**

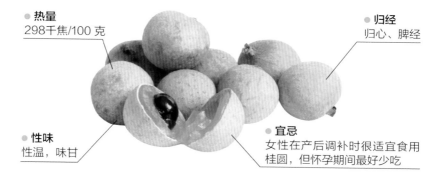

● **热量**
298千焦/100 克

● **归经**
归心、脾经

● **性味**
性温，味甘

● **宜忌**
女性在产后调补时很适宜食用
桂圆，但怀孕期间最好少吃

桂圆，又称龙眼、益智，常绿大乔木，树体高大，为无患子科植物。7~8月果实成熟、呈黄褐色时采摘，可供生食或加工成干制品，肉、核、皮及根均可作药用。

营养成分

富含葡萄糖、蛋白质、维生素C、维生素K、维生素B_1、维生素B_2、维生素P，以及铁、钙、磷、钾等多种矿物质，还含有多种氨基酸、鞣质、胆碱等。

功效

补益心脾，养血安神。

选购与贮存

选购时，以颗粒大、外壳颜色为黄褐色、壳薄而脆、表面较光滑者为佳。若商家允许试吃，则以肉质软糯、味道浓甜者为优质品。

绿豆

**利尿解毒
清热消暑**

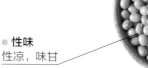

● **热量**
1376千焦/100 克

● **归经**
归心、胃经

● **性味**
性凉，味甘

● **宜忌**
熬夜上火、暑热上火者
均适宜食用绿豆；慢性
胃炎患者不宜食用

绿豆，别名青小豆、植豆，属于豆科。绿豆皮可清热，绿豆仁能解毒。绿豆汤清暑开胃，老少皆宜，是家庭常备的夏季消暑饮料。

营养成分

富含碳水化合物、蛋白质、维生素、钙、磷、铁等营养成分。

功效

具有清热解毒、消暑、利尿通淋的作用，对感冒发热、头痛目赤、口舌生疮、水肿尿少、暑热烦渴、痰热咳喘、药物及食物中毒等有食疗作用。

选购与贮存

挑选绿豆的时候要注意选择无霉烂、无虫口、无变质的。新鲜的绿豆应是鲜绿色的，陈旧的绿豆颜色会发黄。储存时，可将绿豆存放在塑料瓶里密封储藏，可以保存到来年夏天。

胡萝卜

健脾和中
养肝明目

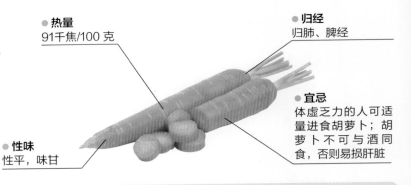

● 热量
91千焦/100 克

● 归经
归肺、脾经

● 宜忌
体虚乏力的人可适量进食胡萝卜；胡萝卜不可与酒同食，否则易损肝脏

● 性味
性平，味甘

　　胡萝卜，又名黄萝卜、丁香萝卜等，是伞形科两年生草本植物，以呈肉质的根作为蔬菜食用。中国南北方都有栽培，并广泛分布于世界各地。

🔍 **营养成分**

　　富含碳水化合物、胡萝卜素、维生素A、维生素B$_1$、维生素B$_2$、花青素、钙、铁等。

➕ **功效**

　　健脾和中，养肝明目，化痰止咳，清热解毒。

💙 **选购与贮存**

　　胡萝卜以个头小、茎较细、皮平滑而无污斑、口感甜脆、色呈橘黄且有光泽者为佳。胡萝卜宜冷藏，以防止营养成分流失。

白萝卜

下气消食
化痰止血

● 热量
67千焦/100 克

● 归经
归肺、胃、大肠经

● 宜忌
白萝卜有防癌、抗癌的作用，宜生吃、细嚼；不宜多食，否则可抑制甲状腺功能，甚至引起甲状腺肿大

● 性味
性凉，味辛、甘

　　白萝卜，为十字花科萝卜属植物，根茎类蔬菜之一，广泛应用于日常饮食和食疗领域。水煮白萝卜后的汤汁，可以当作饮料饮用，有很好的养胃功效。

🔍 **营养成分**

　　富含葡萄糖、蔗糖、果糖、腺嘌呤、精氨酸、胆碱、淀粉酶、B族维生素、维生素C、钙、磷、锰、硼等。

➕ **功效**

　　具有下气、消食、化痰、止血、解毒、生津、利尿、通便的功效。主治气胀、食滞、消化不良、肺痿、肺热、吐血、痰多、大小便不通畅等。

💙 **选购与贮存**

　　要选择根茎白皙细致、表皮光滑、整体有弹性、带有绿叶、掂起来分量比较重的。可将白萝卜储存在冰箱里，需分开存放。

百合

清心安神
润肺止咳

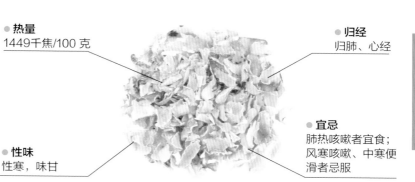

● **热量**
1449千焦/100 克

● **归经**
归肺、心经

● **宜忌**
肺热咳嗽者宜食；
风寒咳嗽、中寒便
滑者忌服

● **性味**
性寒，味甘

百合，又名强蜀、夜合花等，是百合科百合属多年生草本球根植物，原产于中国，其鳞茎含丰富淀粉，可食，亦作药用。

营养成分

富含淀粉、蛋白质、脂肪，以及钙、磷、铁、维生素C、B族维生素等。

功效

养阴润肺，清心安神，止咳。

选购与贮存

选购百合时，以鳞片均匀，肉厚，色黄白，质硬、脆，筋少，无黑片、油片者为佳。鲜百合的贮藏要掌握"干燥、通风、阴凉、遮光"的原则；贮藏期间，若发现包装内温度过高或轻度霉变、虫蛀，应及时拆包摊晾、通风。

核桃仁

补肾温肺
润肠通便

● **热量**
2704千焦/100 克

● **归经**
归肺、肾、大肠经

● **宜忌**
益智，尤其适合
生长发育中的儿
童；痰火积热、
阴虚火旺及大便
溏泄者禁服

● **性味**
性温，味甘

核桃为胡桃科胡桃属植物，核桃仁为胡桃核内的果肉，又名胡桃仁、胡桃肉等。《神农本草经》把核桃仁列为轻身益气、延年益寿的上品。

营养成分

富含蛋白质、钙、磷、铁、锌、维生素A、B族维生素、维生素C、维生素E等。

功效

益智补脑，补肾温肺，润肠通便。

选购与贮存

选购时，以个大圆整、壳薄白净、干燥、果仁丰满、仁衣色泽黄白、仁肉白净新鲜者为佳。家庭贮藏时应选择干燥的地方，避免潮湿环境，否则果仁会变质。

黑芝麻

**补肝益肾
润燥滑肠**

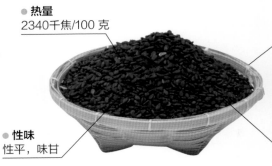

● **热量**
2340千焦/100 克

● **归经**
入肝、肾、肺经

● **宜忌**
肝肾不足所致的头晕耳鸣、腰酸腿软、须发早白者适宜食用黑芝麻；脾弱便溏者禁服

● **性味**
性平，味甘

黑芝麻，为胡麻科芝麻的黑色种子。黑芝麻的营养十分丰富，而且含有极其珍贵的芝麻素和黑色素等物质。

🔍 营养成分

富含脂肪、蛋白质、维生素A、维生素E、卵磷脂、钙、铁等。

⊕ 功效

补肝肾，养五脏，润燥滑肠。

♡ 选购与贮存

选购时要看黑芝麻是否掺有杂质、砂粒；将一小把黑芝麻放在手心里，搓一下，看是否会掉色；闻其味看是否新鲜。家庭储存时，应将黑芝麻密封，放在干燥、通风处。

鸭肉

**补阴益气
利水消肿**

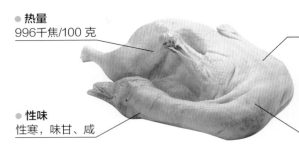

● **热量**
996千焦/100 克

● **归经**
归脾、胃、肺、肾经

● **宜忌**
营养不良、大便秘结者，糖尿病患者，更年期女性均宜食用鸭肉；体质虚寒者不宜食

● **性味**
性寒，味甘、咸

鸭肉适于滋补，是各种美味名菜的主要原料。《本草纲目》中说鸭肉"主大补虚劳，最消毒热，利小便，除水肿"。

🔍 营养成分

富含蛋白质、脂肪、碳水化合物、维生素A、B族维生素、维生素E等。

⊕ 功效

益气养阴，利水消肿。鸭肉入药以老而白、白而骨乌者为佳。

♡ 选购与贮存

鸭肉的体表光滑，呈乳白色，切开后切面呈玫瑰色，表明是优质鸭肉；如果鸭皮表面渗出轻微油脂，颜色为浅红或浅黄色，同时切面为暗红色，则表明鸭肉的质量较差。存放时，应将鸭肉置于冰箱的冷冻室内。

燕麦

益肝和胃
养颜护肤

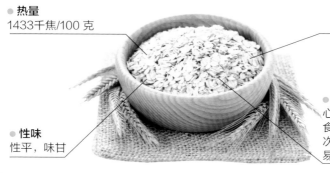

● **热量**
1433千焦/100 克

● **归经**
归肝、脾、胃经

● **性味**
性平，味甘

● **宜忌**
心血管病患者适宜
食用燕麦；不宜一
次食用过多，否则
易致胀气

燕麦为禾本科植物，俗称莜麦、野麦等，是一种低糖、高营养食品。燕麦富含膳食纤维，能促进胃肠蠕动，利于排便，是瘦身佳品之一。

◎ 营养成分

富含粗蛋白、脂肪、淀粉、磷、铁、钙、水溶性膳食纤维、B族维生素、维生素E等。

◎ 功效

益肝和胃，养颜护肤，降血脂。

◎ 选购与贮存

选购燕麦时，要选择洁净、饱满、不含谷壳和杂物、无异味的产品；也可选择加工好的燕麦片。保存时要将燕麦密封好，放在阴凉、干燥的地方。

银耳

润肺生津
益气安神

● **热量**
1092千焦/100 克

● **归经**
归肺、胃、肾经

● **性味**
性平，味甘、淡

● **宜忌**
患慢性支气管炎、阴虚火旺者宜
食；泡发后未发开的部分不宜食
用，尤其是呈淡黄色的硬块

银耳，又名白木耳、雪耳等，是门担子菌门真菌银耳的子实体，有"菌中之冠"的美称。

◎ 营养成分

富含蛋白质、脂肪、粗纤维、钙、磷、铁、维生素B$_1$、维生素B$_2$、维生素D、烟酸、氨基酸等。

◎ 功效

银耳具有润肺生津、滋阴养胃、益气安神、强心健脑的功效。主治虚劳咳嗽、痰中带血、津亏口渴、病后体虚、气短乏力等症。

◎ 选购与贮存

选购银耳时，以色白净带微黄、略带特殊药性味、朵大肉厚者为佳。选购时可取少许尝试，如对舌有刺激或有辣的感觉，证明这种银耳是用硫黄熏制过的，不宜购买。储存时，将银耳密封好，置于阴凉、干燥处保存，须防潮。

食粥宜忌

早晨食粥最宜

早晨正是人体需要补充水分和养分的时候，而早晨脾脏功能不活跃，胃液的分泌量很少，所以不宜进食难以消化的食物。此时最适宜喝粥，粥不仅不会给脾胃带来太多的负担，还能及时补充各种营养，为一天的工作、学习注入新的活力。

海鲜粥宜加胡椒粉

鱼肉粥、虾仁粥等海鲜粥虽然味道鲜美，但难免会有些许腥味，若加入适量胡椒粉调味，不仅可以除腥，而且可起到散寒、助消化的作用。

不宜食用过烫的粥

经常食用过烫的粥，易致食管黏膜损伤、坏死，进而引起食管炎，严重者还会诱发食管癌。

忌把剩菜剩饭泡在粥里吃

剩菜剩饭本就营养价值不高，若将其泡在粥里食用，菜粥混杂，不仅不能养胃，时间长了还容易造成脾胃损伤。

不宜常食生鱼粥

生鱼粥里的鱼片加热时间不长，细菌或寄生虫很可能还未被杀灭，故不宜经常食用。

胃病患者不宜经常喝粥

不少人认为粥养胃，但事实上这种观点并不全面。人们喝粥时往往不经咀嚼就吞下，食材难以被唾液中的淀粉酶初步消化；且粥的容量大，水含量偏高的粥进入胃里后，会起到稀释胃酸的作用，同样不利于消化，因此，胃病患者不宜经常喝粥。

老年人不宜把粥当作主食

虽然老年人适宜经常喝粥，但切不可将粥作为一日三餐的主食。因为粥所含的热量毕竟没有其他主食高，长期以粥代饭很可能导致热量摄入不足，甚至引起营养不良。

孕妇不宜食用薏米粥

薏米性凉，具有收缩子宫的作用，所以孕妇应避免食用薏米粥。

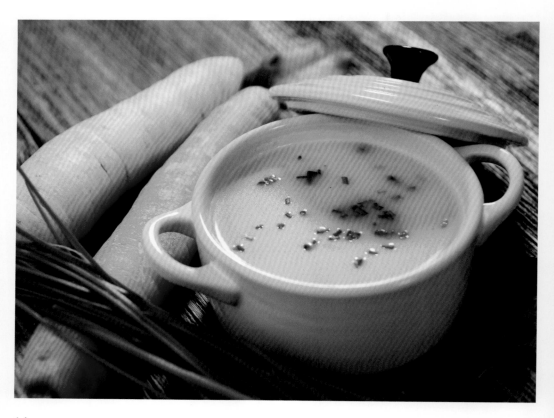

轻松几步熬好粥

浸泡

    将食材浸泡后再下锅，不仅能节省时间，也会让粥的口感更好。但不同食材需要浸泡的时间各不相同，应根据实际情况灵活调整。

沸水下锅

    冷水煮粥容易糊锅，正确的做法是用沸水煮粥。这样不仅不会出现糊锅的现象，还可以让自来水中的氯得到最大程度的挥发。

火候

    待大火将食材煮沸后，转至中、小火继续慢慢熬煮至粥呈黏稠状为宜。

搅拌

    食材下入沸水锅后，应即时翻搅几下。待粥煮沸后转小火熬煮时，可适时朝同一个方向不停搅动，这样熬出来的粥，米粒会更饱满、更黏稠。

次第添加食材

    熬粥时，根据食材特性次第添加，这样熬出来的粥既有每种食材的味道，又不至于串味。

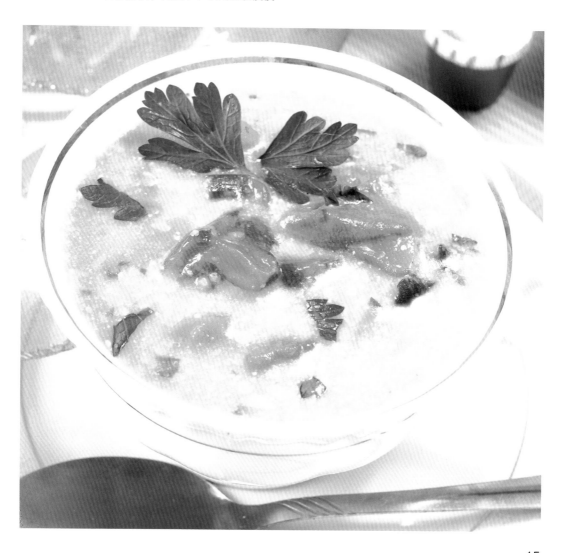

熬美味粥的小窍门

原材料搭配

俗话说"五谷为养、五果为助、五畜为益、五菜为充"。粥一般都采用粮食作为主料，如大米、糯米、小米、小麦、大麦、荞麦、玉米等；还有豆类，如黄豆、黑豆、绿豆、蚕豆等；肉类则有羊肉、牛肉、鱼肉、虾等。这些食材都有不同的性味归经，药粥中的各种药材亦如此。因此，应辨证地选择食材、药材，同时注意食材与药材之间的配伍禁忌。

选择容器

若时间充裕，熬粥首选砂锅，因为砂锅的化学性质较为稳定，可以避免引起不良的化学反应。新买的砂锅要用米汤水浸煮后再使用，防止熬粥时有外渗现象。刚熬好粥的热砂锅，不要立即放置在冰冷处，以免破裂。如无砂锅，也可用搪瓷容器代替。

控制水量

粥和水的比例是影响粥黏稠度的重要因素。一般情况下，稠粥的米水比例为1∶10；稀粥的米水比例则为1∶13。此外，如果食材的熬煮时间较长，则应适当增加水量；若使用高压锅煲粥，则可适当减少用水量。

掌握火候

一般情况下，应先用大火烧沸，然后转中、小火熬透，整个过程要一气呵成，中途不可关火。熬粥的方法有煮和焖，煮就是先用大火煮至沸腾，再改用小火将粥慢慢煮至浓稠；焖法是指用大火加热至滚沸后，倒入有盖的容器内，盖紧盖子，焖约2小时。

食材下锅有序

当熬粥的食材较多，且硬度不一时，慢熟的要先放。如先放豆类、药材，其次为大米，最后才放蔬菜、水果。肉类可以先加料酒和水淀粉拌匀后再入锅，海鲜类则可以先焯水去腥，这样熬出来的粥味道会更好。

高压锅煲粥更便捷

用高压锅煲粥，由于锅体完全密闭，避免了接触过多氧气，可减少食材因氧化造成的营养损失，对于保存抗氧化成分（如多酚类物质），是非常有利的。此外，高压锅煲粥能够大大缩短煲粥时间，使用便捷，是现代忙碌人士的好选择。

熬大米粥的技巧

先往锅内倒入适量清水，待水沸后倒入大米，这样，米粒里外的温度不同，更容易开花、渗出淀粉质；再用大火加热使水沸腾，然后改小火熬煮，保持锅内沸腾，米粒和米汤却不会溢出。熬煮可以加速米粒、锅壁、汤水之间的摩擦和碰撞，这样，米粒中的淀粉不断溶于水中，粥就会变得黏稠。在熬粥时应注意将锅盖盖好，避免水溶性维生素和其他营养成分随着水蒸气蒸发，否则会减弱口感。熬大米粥时，往往会有溢锅的现象，在熬粥时加入5~6滴油，可有效避免米粥外溢的现象。

熬小米粥的诀窍

要想熬出一锅美味又营养的小米粥，需要注意三点：一是要选择新鲜的小米，不要选择陈米，否则口感会大打折扣；二是要注意火候和熬煮的时间，时间控制在1小时左右即可，这样最能熬煮出小米的香味；三是在熬小米粥的时候可以不间断地搅拌，这样可避免糊底。

熬黑米粥的诀窍

熬黑米粥时一定要大火烧沸后，改小火再熬1小时才关火。黑米单独熬粥口感不佳，可以加入其他食材配伍，如黑豆、红枣等，会显著提高黑米粥的口感。

熬粥不要放碱

许多人在熬粥的时候喜欢在米中加碱，因为加碱后，粥煮得又快又软烂。但是，这在营养学上是不科学的，因为碱会破坏米中的B族维生素和维生素C，这样粥的营养价值就会大打折扣。因此，熬粥最好不要放碱。

熬粥不要放太多调味料

熬粥最好不要放大量调味料，因为调味料不仅会让食材的天然口感大打折扣，而且食用过多调味料也不利于人体健康。

米饭熬粥

胃寒的人可适量食用米饭熬煮的粥，米饭和水比例大致为1：4。先将水烧沸，再倒入米饭熬煮至粥成即可。

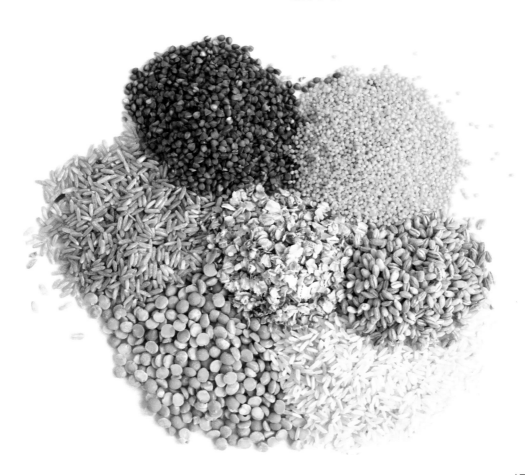

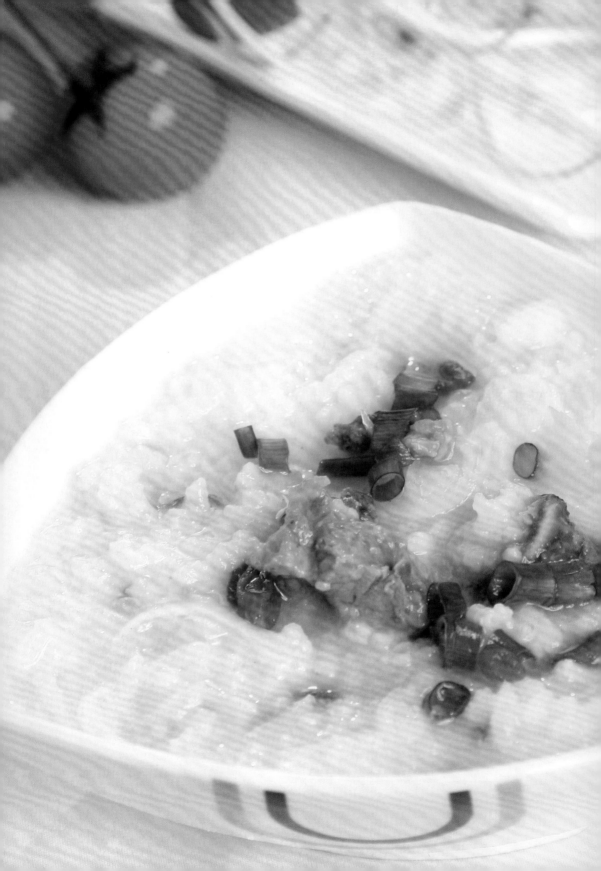

第二章
女性养颜调理粥

　　《黄帝内经》记载："有诸内，必行于诸外。"就是说，身体内部的疾病会从外表显现出来。因此，我们的皮肤状况往往反映了身体的健康情况。本章从养颜塑身、调理月经、妊娠安胎、缓解女性更年期不适等多个角度，向读者介绍了多款有益于女性身体健康的粥品，操作简便，功效卓著，非常适合女性朋友用来调养身体。

养颜塑身

自古美人爱喝粥，尤其是养颜塑身的粥。这些粥中的材料几乎全是"养颜高手"，常食可令人气色红润，光彩照人。爱美之人又怎么能轻易错过呢？

🔍 饮食原则

养颜塑身和饮食有着密切的关系，要想拥有美丽容颜、苗条身材，一定要少吃煎炸类、精加工、辛辣的食品；不吸烟、不饮酒；多吃富含维生素、蛋白质和膳食纤维的食物。

◐ 生活调理

除了合理饮食，生活规律、适当保养、定期运动，对养颜塑身都有很好的辅助作用。外出前，应在外露的皮肤上涂些防晒霜，嘴唇部位的保湿工作也要做好；尽量用冷热交替的水洗脸，这样可以增强脸部皮肤弹性；经常按摩面部皮肤，以促进血液循环，每周可使用1~2次面膜；洗脸后，涂上适宜的护肤品，避免令皮肤处于干燥甚至失水的状态。

☺ 推荐食材、药材

燕窝 养阴润燥	**山楂** 化积消瘀	**土茯苓** 清热祛湿	**紫草** 透疹消斑
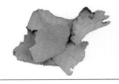		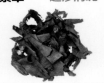	

推荐好粥

燕窝粥

主料

泡发的燕窝2克，大米100克。

配料

生姜、香菜各适量，盐1克。

做法

1. 生姜去皮，切丝；香菜洗净，切末；大米淘洗干净。
2. 砂锅中注入清水，以大火烧沸，放入大米煮至八成熟。
3. 加入其他所有材料煮至粥浓稠，调入盐即可。

功效解读

燕窝有养阴润燥、益气补中、养颜等功效。此粥适合女性食用。

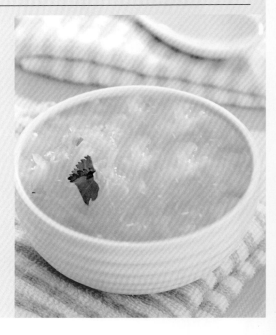

山楂苹果粥

主料

山楂干20克，苹果50克，大米100克。

配料

冰糖5克，葱花少许。

做法

1. 大米淘洗干净，用清水浸泡；苹果洗净，去核，切小块；山楂干用温水稍泡后洗净。
2. 锅置火上，放入大米，加入适量清水煮至八成熟。
3. 放入苹果块、山楂干煮至米软烂，放入冰糖，熬至溶化后调匀，撒上葱花即可。

功效解读

山楂所含的脂肪酶可促进脂肪分解，达到瘦脸减肥的效果；苹果富含膳食纤维和维生素C，能加速体内脂肪的代谢，排除体内毒素。常食此粥，能达到美容减肥的效果。

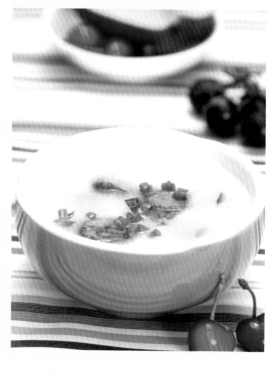

虾仁粥

主料

大米100克，糯米、虾仁各70克，红甜椒20克，莴笋50克。

配料

虾油、生姜汁、葱汁、盐各适量。

做法

1. 虾仁、莴笋分别洗净，莴笋去皮，切丁；红甜椒洗净，去籽，切丁；大米、糯米均洗净。
2. 锅置火上，锅内注清水烧沸，放入大米、糯米烧沸，撇去浮沫；下入莴笋丁、生姜汁、葱汁煮至米熟。
3. 下入虾仁、虾油、红甜椒丁、盐，熬至粥浓稠。

功效解读

虾有提高免疫力的作用，大米可益气补虚。此粥对营养不良、大病初愈的朋友有很好的补益效果。

绿豆土茯苓薏米粥

主料

绿豆、薏米各80克，土茯苓15克。

配料

冰糖10克。

做法

1. 绿豆、薏米均洗净；土茯苓洗净，切成小片。
2. 锅置火上，注入清水，下入绿豆、薏米、土茯苓片，以大火煮沸，转小火续煮30分钟。
3. 加冰糖煮至溶化即可。

功效解读

薏米、土茯苓是常用的清热利尿药；绿豆可清热解毒。此粥具有改善小便黄赤、涩痛的作用，有助于女性排毒。

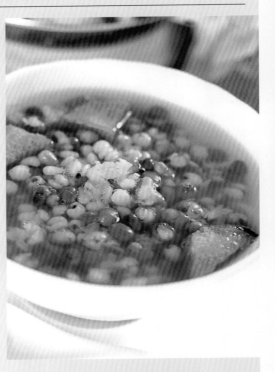

紫草杏仁粥

主料

紫草适量，杏仁20克，大米100克。

配料

盐少许。

做法

1. 杏仁、大米洗净。大米泡发好；紫草洗净后备用。
2. 锅置火上，加入适量清水，下入大米和杏仁，以大火煮沸后，转小火熬至八成熟。
3. 加入紫草熬至粥成，加盐调味即可。

功效解读

杏仁能润肠通便，防治便秘；紫草可凉血活血、解毒透疹。此粥可养颜，能加速皮肤斑疹的消退。

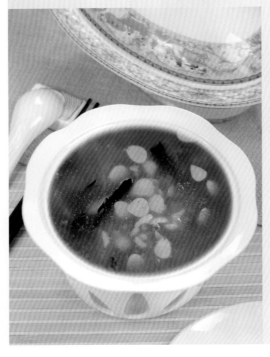

绿豆黄糖粥

主料

绿豆150克，大米50克。

配料

黄糖25克。

做法

1. 将大米和绿豆均洗净，泡发。
2. 锅置火上，注入清水，下入绿豆、大米一同熬煮至米粒开花。
3. 煮至粥呈浓稠状时，下入黄糖，继续煮至黄糖溶化即可。

功效解读

此粥具有清热祛火、利水消暑的功效，对上火引起的痤疮、尿少尿痛、口干咽痛均有一定的食疗效果。

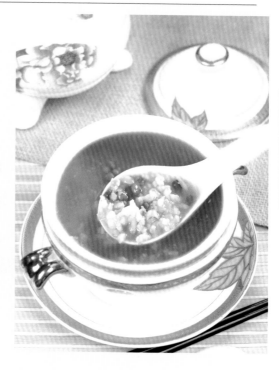

鸡蛋玉米瘦肉粥

主料

玉米粒20克，鸡蛋1个，猪瘦肉15克，大米100克。

配料

盐、香油、胡椒粉、胡萝卜丁各适量。

做法

1. 大米洗净，用清水浸泡；猪瘦肉洗净，切片；鸡蛋煮熟，去壳后切碎；胡萝卜丁、玉米粒洗净备用。
2. 锅置火上，注入清水，放入大米、玉米粒煮至七成熟。
3. 放入猪瘦肉片煮至粥成，放入鸡蛋碎和胡萝卜丁，加盐、香油、胡椒粉调匀。

功效解读

鸡蛋有益精补气的作用；玉米可开胃益智、益肺宁心，还能降低血脂。此粥可延缓人体衰老。

调理月经

很多女性朋友把月经称为"好朋友"，这位"好朋友"却喜欢闹脾气。想让"好朋友"听话乖巧，可以试试玫瑰香粥、陈皮白术粥等，它们能理气调经，对月经不调很有帮助。

饮食原则

月经来潮的前1周 饮食宜清淡，选择易消化、营养丰富的食物，如豆类、鱼类等高蛋白食物，并增加对绿叶蔬菜和新鲜水果的摄取。

月经期间 经期女性常会感到腰痛、不思饮食，这时不妨多吃一些开胃、易消化的食物，如红枣、面条、薏米粥等，以利于营养物质的补充；多饮水、多吃蔬菜，可以保持大便通畅。

月经结束后 适宜吃富含蛋白质及铁、钾、钠、钙、镁的食物，如肉类、动物肝脏、蛋类、奶制品等。

生活调理

女性在经期不宜进行剧烈运动，并应保证充足的睡眠；经期还应注意保暖，避免受寒，如要避免冒雨涉水、冷水淋洗、游泳等活动；经期应保持心情舒畅；经期要严禁房事及盆浴、坐浴，防止病菌入侵。

推荐食材、药材

玫瑰花 行气止痛	**红糖** 温经止痛	**生地黄** 清热凉血	**桂圆** 养血安神
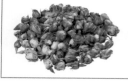	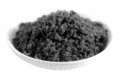	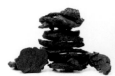	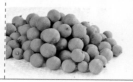

推荐好粥

玫瑰香粥

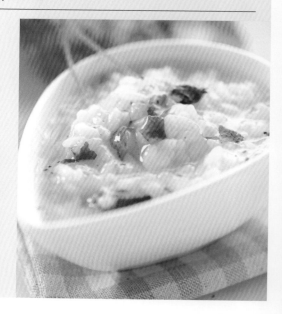

主料

玫瑰花15克，糯米100克。

配料

白糖适量。

做法

1. 糯米洗净，用清水浸泡好；玫瑰花用温水泡开，大部分切碎，剩余1~3朵捞起控干备用。
2. 锅置火上，锅内入清水，用大火烧沸，倒入糯米熬煮，边煮边搅拌；待米煮开花后，加入玫瑰花碎片，转小火慢熬至粥黏稠，加入白糖，撒上剩余的玫瑰花作装饰即可。

功效解读

此粥具有调经行血、平肝养胃的功效。

萝卜红糖粥

主料

白萝卜30克，大米100克。

配料

红糖5克，葱花适量。

做法

1. 大米泡发洗净；白萝卜去皮洗净，切成小块。
2. 锅置火上，注清水后放入大米，以大火煮至米粒开花。
3. 放入白萝卜块，用小火煮至粥成，加入红糖调味，起锅前撒入葱花即可食用。

功效解读

白萝卜含有大量的植物蛋白、维生素C等营养成分，能抑制脂肪氧化，防止脂肪沉积；红糖能健脾暖胃、祛风散寒、活血化瘀。

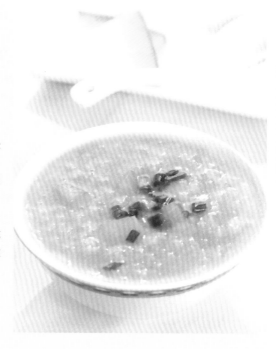

陈皮白术粥

主料

陈皮、白术各20克，大米100克。

配料

盐2克，葱花适量。

做法

1. 大米泡发洗净；陈皮洗净，切丝；白术洗净，加水煎煮，取汁待用。
2. 锅置火上，倒入熬好的白术汁，加适量清水，放入大米，以大火煮沸。
3. 加入陈皮丝，再以小火煮至浓稠状，调入盐拌匀，撒入葱花即可。

功效解读

陈皮有健脾、理气的功效；白术有健脾益气、燥湿利水、止汗的功效，常用于脾虚食少、腹胀泄泻等症。陈皮、白术、大米合熬为粥，能健脾暖胃、燥湿止泻。

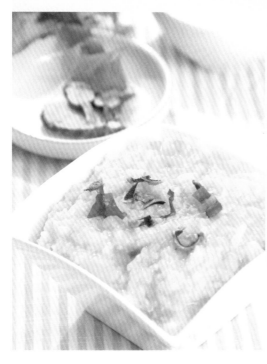

豌豆肉末粥

主料
大米70克，猪肉100克，豌豆60克。

配料
盐2克。

做法
1. 猪肉洗净，切成末；豌豆洗净；大米洗净，用水浸泡半小时。
2. 锅置火上，大米放入锅中，加清水烧沸，改中火，放入豌豆、猪肉末，煮至猪肉熟。
3. 以小火熬至粥呈浓稠状，下入盐调味即可。

功效解读
豌豆有益中气、止泻痢、利小便、消痈肿、增强免疫力的功效，可用来调理泄泻、脾胃不适、脘腹胀痛等病症；猪肉有补气养血、滋阴润燥的功效。此粥适合月经不调的女性食用。

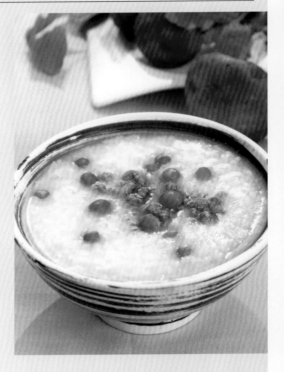

银耳桂圆鹌鹑蛋粥

主料
银耳、桂圆各20克，鹌鹑蛋2个，大米80克。

配料
冰糖5克，葱花适量。

做法
1. 大米洗净，入清水浸泡；银耳泡发，洗净后撕小朵；桂圆去壳，去核，洗净；鹌鹑蛋煮熟去壳。
2. 锅置火上，注入适量清水烧沸，放入大米，煮至七成熟。
3. 放入银耳、桂圆肉煮至米粒开花，放入鹌鹑蛋稍煮，加冰糖煮溶后调匀，撒上葱花即可。

功效解读
银耳润肺开胃；桂圆补心脾、益气血；鹌鹑蛋可补益气血、丰肌泽肤。此粥有调理月经的功效。

红枣豌豆肉丝粥

主料

红枣10克，猪肉30克，大米80克，豌豆适量。

配料

盐4克，淀粉、食用油各适量。

做法

1. 红枣、豌豆洗净；猪肉洗净，切丝，用1克盐和淀粉稍腌，入油锅滑熟，捞出；大米洗净，泡好。

2. 锅置火上，大米入锅，放适量清水，用大火煮沸，改中火，下入红枣、豌豆煮至粥将成。

3. 下入猪肉丝，改小火熬至粥浓稠，加入剩余盐调味即可。

功效解读

豌豆可益中气、调营卫、消痈肿；红枣可补益气血；猪肉可滋阴润燥。此粥适合月经不调的女性食用。

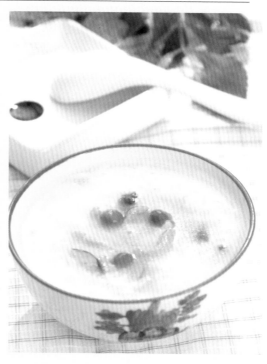

红枣茄子粥

主料

大米80克，茄子30克，红枣20克，鸡蛋1个。

配料

盐3克，香油3毫升，胡椒粉2克，葱花适量。

做法

1. 大米洗净，用清水浸泡好；茄子洗净切小条，用清水略泡；红枣洗净，去核；鸡蛋煮熟后去壳切碎。

2. 锅置火上，注入清水，放入大米煮至五成熟。

3. 放入茄子条、红枣煮至粥成，放入鸡蛋碎块，加盐、香油、胡椒粉调匀，撒上葱花即可。

功效解读

红枣能养血安神；茄子能清热解毒、活血化瘀。此粥适合月经不调的女性食用。

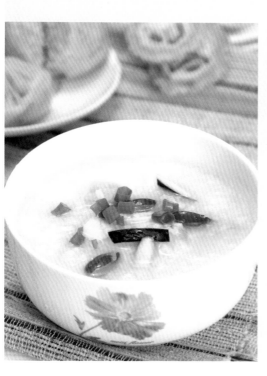

肉桂生姜粥

主料

肉桂8克，生姜5克，大米100克。

配料

盐3克，葱花、芹菜叶各适量。

做法

1. 大米洗净，泡发半小时，捞出沥干水分备用；肉桂洗净，加水煎汁，取汁待用；生姜洗净，切丝；芹菜叶洗净备用。

2. 锅置火上，加入适量清水，放入大米和生姜丝，以大火煮沸，再倒入肉桂汁。

3. 以小火煮至粥呈浓稠状，调入盐拌匀，撒上葱花，撒入芹菜叶即可。

功效解读

肉桂具有温里散寒、行气止痛的功效，对寒凝血瘀引起的痛经有很好的疗效；生姜具有散寒止痛的效果。两者配伍，效果更佳，可改善腹痛绵绵、四肢冰凉、月经色暗有血块等经期症状。

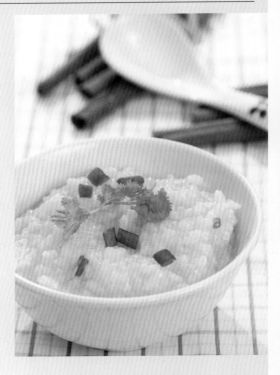

益母草粥

主料

益母草30克，大米100克。

配料

红糖适量。

做法

1. 将大米洗净，用清水浸泡1小时；益母草加水煎煮，取汁备用。

2. 锅置火上，注清水入锅，以大火烧沸，倒入大米熬煮，边煮边搅拌。

3. 米粒煮开花后，加入益母草汁转小火慢熬至粥黏稠，加入红糖。待红糖溶化后即可食用。

功效解读

益母草具有活血调经、利尿消肿的功效。此粥尤其适合月经不调、痛经、闭经、恶露不尽的女性食用。

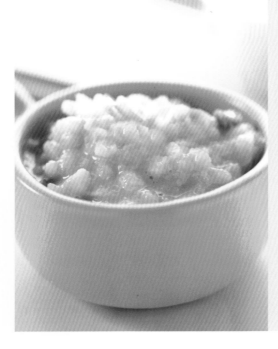

生地山药粥

主料

生地黄10克，山药30克，大米100克。

配料

盐3克，葱花少许。

做法

1. 大米洗净，以清水泡好，沥干水分备用；生地黄洗净，下入锅中，加300毫升水熬煮至约剩100毫升时关火，滤渣取汁待用。

2. 将山药洗净，去皮，切块备用。

3. 锅置火上，加入适量清水，放入大米，以大火煮沸；倒入生地汁，以小火煮至七成熟时倒入山药块，煮至粥浓稠；撒上葱花，调入盐拌匀即可。

功效解读

生地黄可清热凉血、养阴生津；山药可补脾养胃、生津益肺。此粥可改善血热引起的月经不调。

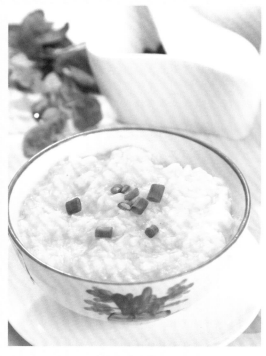

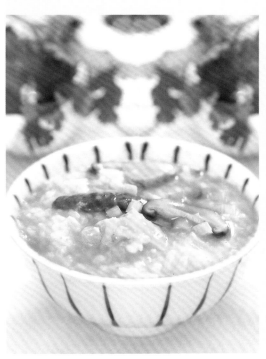

香菇桂圆鸡腿粥

主料

香菇6朵，桂圆肉15克，鸡腿1只，大米75克。

配料

盐5克，芹菜粒适量。

做法

1. 鸡腿洗净，剁成块。

2. 香菇用温水泡发，洗净后切片；大米洗净，泡发；芹菜粒洗净备用。

3. 大米放入锅中，锅置火上，加适量清水，以大火烧沸，稍煮，下入香菇片、鸡腿块、桂圆肉；待粥浓稠时，撒入芹菜粒，加盐调味。

功效解读

桂圆肉是药食两用的补血佳品，对血虚症有很好的食疗效果；香菇富含多种微量元素和维生素，与鸡肉搭配，具有益气补虚的功效。此粥对体质虚弱引起的月经不调有很好的食疗作用。

女性养颜调理粥

冬瓜鸡蛋粥

主料

冬瓜20克，鸡蛋1个，大米80克。

配料

盐3克，胡椒粉2克，香油、葱花各适量。

做法

1. 大米淘洗干净，放入清水中浸泡；冬瓜去皮，去瓤，洗净，切小块；鸡蛋煮熟，去壳，取蛋黄切碎。
2. 锅置火上，注入清水，放入大米煮至七成熟。
3. 放入冬瓜块，煮至粥浓稠，放入鸡蛋黄碎块，加盐、香油、胡椒粉调匀，撒上葱花即可。

功效解读

冬瓜有止烦渴、利小便的功效；鸡蛋含有丰富的营养，能健脑益智、保护肝脏、延缓衰老。此粥适合体虚水肿、月经不调的女性食用。

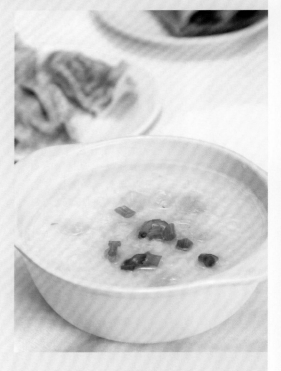

鸡蛋生菜粥

主料

鸡蛋1个，玉米粒20克，生菜30克，大米80克。

配料

盐2克，香油、葱花各适量。

做法

1. 大米洗净，用清水浸泡；玉米粒洗净；生菜洗净，切丝；鸡蛋煮熟后去壳，切碎。
2. 锅置火上，注入清水，放入大米、玉米粒煮至八成熟。
3. 放入鸡蛋碎块、生菜丝稍煮，加盐、香油调匀，撒上葱花即可。

功效解读

生菜有清热、安神、养胃的功效；鸡蛋有健脑益智、延缓衰老、保护肝脏、补充营养的功效。此粥适合体虚、月经不调的女性食用。

益母草红枣粥

主料

益母草嫩叶20克，红枣10颗，大米100克。

配料

盐适量。

做法

1. 将大米洗净，泡发；红枣洗净，去核，切成小块；益母草嫩叶洗净，切碎。

2. 锅置火上，注入清水，下入大米，以大火煮至米粒开花。

3. 放入红枣煮至粥呈浓稠状时，下入益母草嫩叶，调入盐拌匀。

功效解读

益母草具有活血、祛瘀、调经、利水的功效；红枣具有补虚益气、养血安神、健脾和胃的功效。益母草、红枣与大米同煮为粥，能活血化瘀、补血养颜，可以调治女性月经不调、痛经等症。

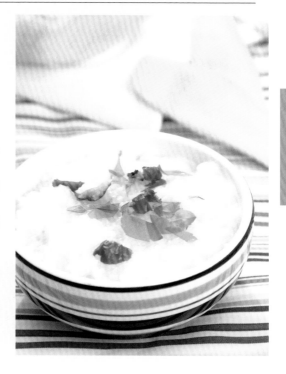

鸡蛋麦仁葱香粥

主料

鸡蛋1个，麦仁100克。

配料

盐2克，香油3毫升，胡椒粉2克，葱花适量。

做法

1. 将麦仁洗净，放入清水中浸泡；将鸡蛋洗净，煮熟后剥壳，切碎。

2. 锅置火上，注入清水，放入麦仁，以中火煮至粥将成。

3. 放入鸡蛋碎块，加盐、香油、胡椒粉调匀，撒上葱花即可。

功效解读

鸡蛋常被人们称为"理想的营养库"，能健脑益智、延缓衰老、补充营养；麦仁富含蛋白质、膳食纤维和矿物质，可用于调理营养不良等症。本粥适合体虚、月经不调的女性食用。

调治带下

白带其实就像女性健康的一面镜子，很多白带异常的女性常常合并月经不调，同时出现精神疲倦、腰酸乏力、面色萎黄等现象。此时，适合女性朋友的粥品有山药枸杞粥、花生银耳粥等，它们能益气养阴、增强体力，对白带异常有一定的调治效果。

🔍 饮食原则

带下异常患者不宜食用生冷水果及油腻食物，以免损伤脾胃；不宜食用辛辣刺激性食物，以免助生内热。脾虚湿困导致的带下异常患者宜食清淡食物，以补脾益气；肾阳虚弱导致的带下异常患者宜食温补之品，以补肾助阳；肝经湿热导致的带下异常患者宜食祛湿泻火的食物，以清热利湿。

❤ 生活调理

养成良好的卫生习惯，保证隐私部位的清洁，勤换内裤；内裤、毛巾等经常用沸水烫洗；居住环境要保持干燥清洁；患病期间不要游泳；避免不洁性生活。

☺ 推荐食材、药材

银耳 滋阴润肺	**红豆** 利尿消肿	**香蕉** 清热解毒	**木瓜** 清心润肺
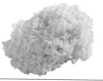	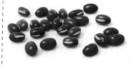	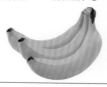	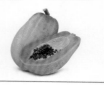

推荐好粥

花生红枣粥

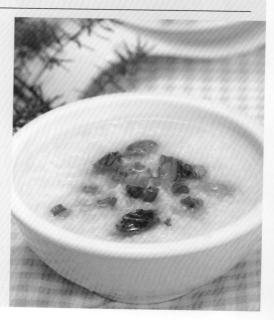

主料

花生米30克，红枣20克，大米80克。

配料

白糖3克，葱适量。

做法

1. 大米泡发洗净；花生米洗净；红枣洗净，去核，切成小块；葱洗净，切花。

2. 锅置火上，倒入清水，放入大米、花生米，以大火煮沸。

3. 加入红枣同煮至粥呈浓稠状，调入白糖拌匀，撒上葱花即可。

功效解读

此粥用于脾胃虚弱、气血不足导致的白带清稀。

山药枸杞粥

主料

山药30克，枸杞子15克，大米100克。

配料

白糖10克。

做法

1. 将大米泡发，洗净；山药去皮洗净，切块；枸杞子泡发，洗净。
2. 锅置火上，注水，放入大米，用大火煮至米粒开花。
3. 放入山药、枸杞子，改用小火煮至粥成，放入白糖调味即可。

功效解读

山药有益气养阴、补脾肺肾、固精止带的功效；枸杞子常被当作滋补调养和抗衰老的良药，能调理虚劳津亏、腰膝酸痛、眩晕耳鸣、内热消渴等症。本粥适合带下量多、清稀的女性食用。

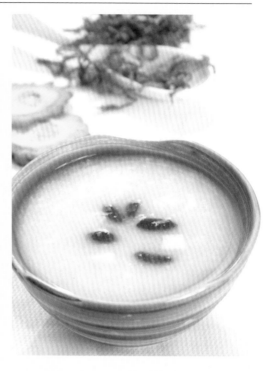

女性养颜调理粥

花生银耳粥

主料

银耳20克，花生米30克，大米80克。

配料

白糖3克。

做法

1. 大米泡发洗净；银耳泡发洗净，切碎；花生米泡发，洗净备用。
2. 锅置火上，注入适量清水，放入大米、花生米，煮至米粒开花。
3. 放入银耳，煮至粥呈浓稠状，调入白糖并拌匀即可。

功效解读

花生有扶正补虚、补脾和胃、润肺化痰、滋养调气的功效；银耳可调理脾胃、滋阴润肺。本粥适合白带清稀的女性食用。

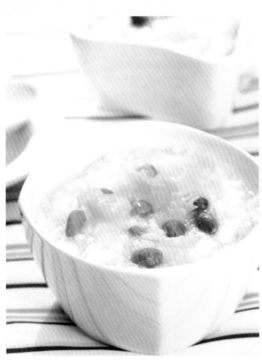

山药荔枝糯米粥

主料

山药、荔枝、莲子各20克，糯米100克。

配料

冰糖、葱花各适量。

做法

1. 将糯米、莲子洗净，用清水浸泡；荔枝去壳，去核，洗净；山药去皮洗净，切小块后焯水捞出。
2. 锅置火上，注入清水，放入糯米、莲子煮至八成熟。
3. 放入荔枝、山药煮至粥成，放入冰糖调匀，撒上葱花便可食用。

功效解读

山药有益气养阴、补脾肺肾、固精止带的功效；荔枝有理气、活血、止痛的作用。本粥适合腰膝酸软、带下不止的女性食用。

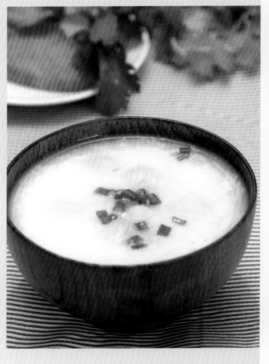

山药红豆糯米粥

主料

山药35克，红豆15克，糯米90克。

配料

白糖10克，蜜枣适量。

做法

1. 糯米泡发洗净；山药去皮洗净，切块；红豆泡发洗净；蜜枣去核洗净。
2. 锅置火上，注入清水，放入糯米，用大火煮至米粒绽开，放入山药、红豆、蜜枣。
3. 改用小火煮至粥成，放入白糖调味即可。

功效解读

红豆富含蛋白质及多种矿物质，有补血、利尿、消肿、增强体力等功效；山药有益气养阴、补脾肺肾、固精止带的功效。此粥适合脾胃虚弱、带下淋漓的女性食用。

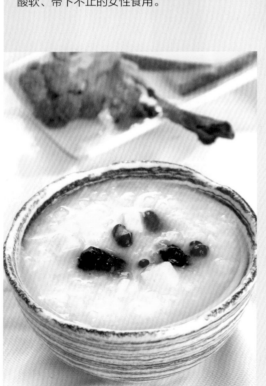

糯米香蕉粥

主料

糯米80克，香蕉30克。

配料

白糖10克，葱适量。

做法

1. 糯米洗净，泡发；香蕉去皮，切片；葱洗净，切花。
2. 锅置火上，注入清水，放入糯米，用大火煮至米粒开花。
3. 放入香蕉，改小火续煮至粥成，调入白糖，撒上葱花即可。

功效解读

香蕉可清热解毒、安神助眠；糯米可补中益气、温脾养胃、止虚汗。本粥适合湿热下注导致的带下症的女性食用。

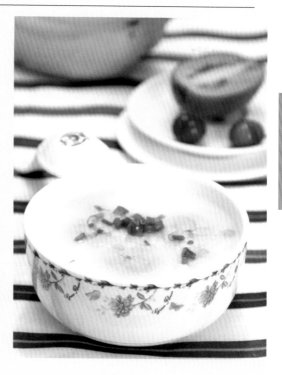

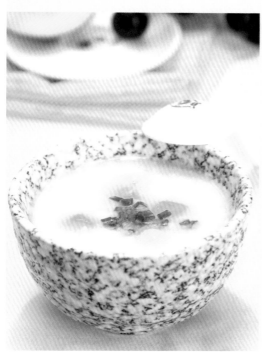

木瓜莲子粥

主料

大米90克，莲子20克，木瓜30克。

配料

盐2克，葱花适量。

做法

1. 将大米泡发洗净；莲子泡发洗净；木瓜去皮，去瓤，洗净，切小块。
2. 锅置火上，注入清水，下入大米，以大火煮至米粒开花，加入木瓜块、莲子一起焖煮。
3. 煮至粥呈浓稠状时，调入盐，撒上葱花即可。

功效解读

莲子有滋养补虚、涩精止遗、补脾止泻、养心安神的功效；木瓜可清心润肺，健胃益脾。本粥适合有带下症的女性食用。

桂圆枸杞红枣粥

主料

桂圆肉15克，枸杞子10克，红枣适量，大米100克。

配料

白糖适量。

做法

1. 将大米洗净泡发；桂圆肉、枸杞子、红枣洗净；红枣去核，切成小块备用。
2. 锅置火上，倒入清水，放入大米，以大火煮至米粒开花。
3. 加入桂圆肉、枸杞子、红枣块同煮片刻，以小火煮至粥呈浓稠状，调入白糖搅匀即可。

功效解读

桂圆有补益心脾、养血宁神的功效；枸杞子有滋补肝肾、益精明目的功效，适用于虚劳精亏、腰膝酸痛等症；红枣有益气补血、健脾和胃的功效。本粥适合腹中冷痛、带下清稀的女性食用。

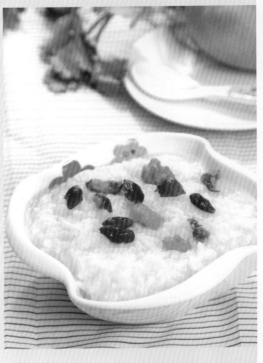

桂圆莲藕糯米粥

主料

糯米100克，桂圆肉20克，莲藕30克。

配料

白糖5克。

做法

1. 糯米淘洗干净，放入清水中浸泡2小时备用；莲藕洗净，去皮切片；桂圆肉洗净。
2. 锅置火上，注入清水，放入糯米煮至八成熟。
3. 放入藕片、桂圆肉煮至米粒开花，加白糖稍煮便可。

功效解读

熟莲藕有通便、健脾开胃、补血的功效；糯米营养丰富，是温补强身的食品。此粥有补中益气、健脾养胃的功效，对女性带下症有一定的食疗效果。

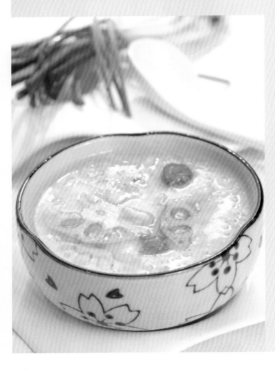

莲子百合糯米粥

主料

莲子12克，胡萝卜15克，干百合10克，糯米100克。

配料

盐3克。

做法

1. 糯米洗净，放入清水中浸泡好；干百合、莲子泡发洗净；胡萝卜洗净，切丁。
2. 锅置火上，注入清水，放入糯米、莲子，用大火煮至米粒开花。
3. 放入百合、胡萝卜丁，改用小火煮至粥成，加入盐调味即可。

功效解读

莲子有降血压、滋养补虚、涩精止遗、补脾止泻、养心安神的功效；百合可清热养阴、润肺清心。本粥适合带下量多的女性食用。

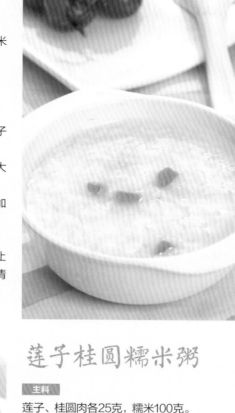

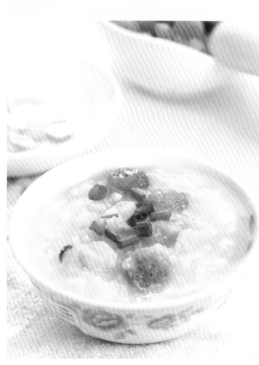

莲子桂圆糯米粥

主料

莲子、桂圆肉各25克，糯米100克。

配料

白糖5克，葱花少许。

做法

1. 将糯米淘洗干净，放入清水中浸泡；莲子、桂圆肉洗净。
2. 锅置火上，注入清水，放入糯米、莲子，煮至米粒开花。
3. 放入桂圆肉煮至粥呈浓稠状，加白糖调味，撒上葱花即可。

功效解读

桂圆有补气血、益心脾的功效；莲子有强心安神、滋养补虚、涩精止遗、补脾止泻的功效；糯米有健脾养胃的功效。此粥有收涩固精的功效，对带下量多的女性有一定的食疗效果。

妊娠期调养

在孕育新生命期间，胎儿生长发育所需的营养物质都间接来源于准妈妈的饮食。此时若经常喝一些如砂仁桂圆腰豆粥、鲈鱼瘦肉粥等粥品，能为准妈妈提供身体所需的蛋白质、氨基酸等营养素，助益胎儿发育。

🔍 饮食原则

保证优质蛋白质的供应 孕早期，胚胎的生长发育是关键，此时若蛋白质、氨基酸供给不足，会导致胚胎生长缓慢，甚至造成畸形。

适当增加热能的摄入 胚胎长大成为胎儿后，胎儿能够利用的能量主要以葡萄糖为主，所以孕妇应适当增加碳水化合物的摄入，以保证胎儿的能量需要。

确保钙质、维生素的供给 为了补充足够的钙质，应多进食牛奶等乳制品。孕吐严重者应多食新鲜蔬菜、水果等富含维生素的食物，以防维生素缺乏症。

❤ 生活调理

出现妊娠呕吐的孕妇，应尽量放松心情，避免一些刺激物，同时要保持房间处于通风状态；调整好工作和日常生活的节奏，保证充足的休息和睡眠时间。

☺ 推荐食材、药材

砂仁 止呕安胎	**茶树菇** 益气开胃	**鲈鱼** 益肾安胎	**生姜** 温中止吐
	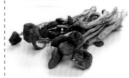	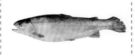	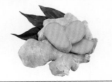

推荐好粥

砂仁桂圆腰豆粥

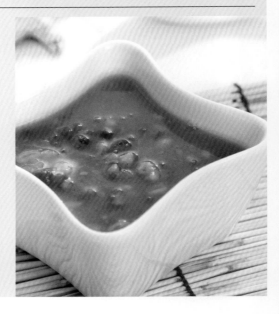

主料

砂仁10克，糯米80克，桂圆、腰豆各适量。

配料

麦仁、红豆、花生米、绿豆、莲子各适量。

做法

1. 将除砂仁外的所有原材料洗净，泡发。
2. 锅置火上，注入清水，放入做法1中准备好的材料，以大火煮至米粒开花。
3. 改用小火煮至粥呈浓稠状时，放入砂仁略煮后即可关火。

功效解读

此粥营养全面丰富，对孕妇有很好的补益作用。

生姜黄瓜粥

主料

黄瓜、生姜各20克，大米90克。

配料

盐3克。

做法

1. 大米洗净，泡发；黄瓜洗净，切小块；生姜洗净，切丝。

2. 锅置火上，注入清水，下入大米，用大火煮至米粒开花。

3. 放入黄瓜块、生姜丝，用小火煮至粥成，调入盐即可。

功效解读

生姜有温中止呕、温肺止咳的功效，可用来调理外感风寒、头痛、胃寒呕吐等症；黄瓜能促进肠道蠕动，加速废物排泄，改善人体的新陈代谢。此粥对妊娠呕吐有一定的缓解作用。

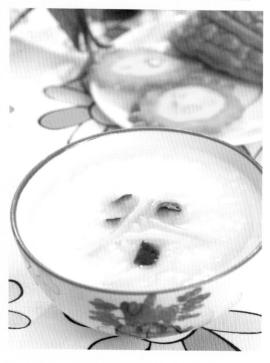

女性养颜调理粥

皮蛋玉米萝卜粥

主料

皮蛋1个，玉米粒、胡萝卜各适量，白粥1碗。

配料

盐、胡椒粉各3克，葱花适量。

做法

1. 白粥倒入锅中，加少许开水烧沸。

2. 皮蛋去壳，洗净切丁；胡萝卜洗净，切丁；将玉米粒、胡萝卜丁与皮蛋丁一起倒入白粥中，煮至各材料均熟。

3. 调入盐、胡椒粉，撒上葱花即可。

功效解读

皮蛋能泻肺热、醒酒、祛大肠火、调理泻痢、调节血压。皮蛋与玉米、胡萝卜合煮成粥，适量食用，可提高人体免疫力，预防妊娠高血压，适合孕妇适量食用。

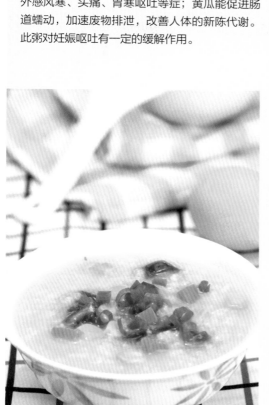

蛋花南瓜粥

主料

大米100克，鸡蛋1个，南瓜20克。

配料

盐3克，香油、葱花各适量。

做法

1. 将大米洗净，用清水浸泡；南瓜去皮，去瓤，切小块。
2. 锅置火上，注入清水，放入大米煮至七成熟。
3. 放入南瓜，煮至米粒开花，入鸡蛋打散后稍煮，然后加盐、香油调匀，撒上葱花即可。

功效解读

鸡蛋能健脑益智、延缓衰老、保护肝脏；南瓜有通便、保护胃黏膜、助消化、防治糖尿病、促进胎儿生长发育的功效。本品适合孕妇食用。

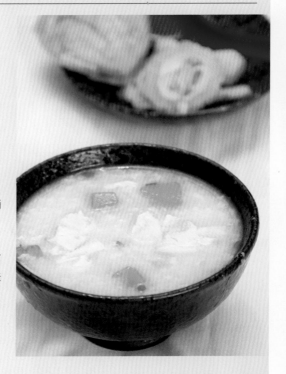

白菜鸡蛋粥

主料

大米100克，白菜30克，鸡蛋1个。

配料

盐3克，香油、葱花各适量。

做法

1. 将大米洗净，入清水浸泡；白菜洗净，切丝；鸡蛋煮熟，去壳后切碎。
2. 锅置火上，注入清水，放入大米，调小火煮至米粒开花。
3. 放入白菜丝、鸡蛋碎块煮至粥黏稠时，加盐、香油调匀，撒上葱花即可。

功效解读

白菜能润肠、促进排毒、帮助消化，对预防大肠癌有良好的作用；鸡蛋能健脑益智、延缓衰老、保护肝脏；大米有补中益气、健脾养胃的功效。本品适合孕妇补充体力。

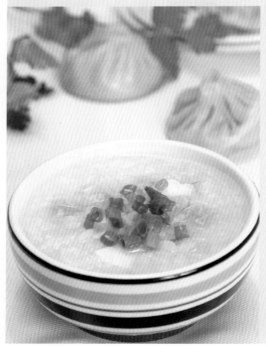

蛋奶菇粥

主料

鸡蛋1个，牛奶100毫升，茶树菇10克，大米80克。

配料

白糖5克，葱花适量。

做法

1. 大米洗净，用清水浸泡；茶树菇泡发，洗净。
2. 锅置火上，注入清水，下入大米煮至七成熟。
3. 入茶树菇，一同煮至米粒开花，入鸡蛋打散后稍煮，加牛奶、白糖调匀，撒上葱花即可。

功效解读

鸡蛋能健脑益智、延缓衰老、保护肝脏；牛奶可降低胆固醇，防止消化道溃疡；茶树菇有益气开胃、补肾利尿、补虚扶正的功效，是高血压患者的理想食品。本品适合孕妇食用，可补充体力，预防妊娠高血压。

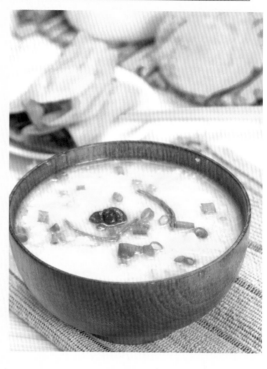

玉米须粥

主料

玉米须适量，大米100克。

配料

盐3克，葱花5克。

做法

1. 大米洗净，泡发半小时，捞出沥干；玉米须洗净，稍浸泡，捞出沥干。
2. 锅置火上，加适量清水，入大米，以中火煮至米粒开花。
3. 加玉米须煮至粥呈浓稠状，加盐拌匀，撒上葱花即可。

功效解读

玉米须有利尿、平肝、利胆、调节血压的功效；大米有补中益气、健脾养胃、和五脏的功效。本品可预防妊娠高血压。

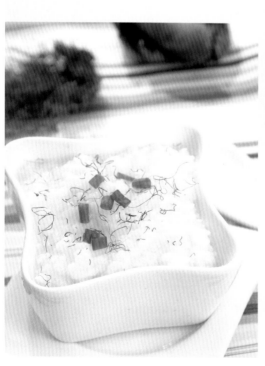

鲈鱼瘦肉粥

主料

大米80克，鲈鱼50克，猪瘦肉20克。

配料

料酒10毫升，生姜丝3克，盐2克，葱花适量。

做法

1. 大米洗净，放入清水中浸泡；鲈鱼洗净后切小块，用料酒腌渍去腥；猪瘦肉洗净，切小片。
2. 锅置火上，放入大米，加适量清水，以中火煮至五成熟。
3. 放入鲈鱼块、猪瘦肉片、生姜丝，调小火煮至米粒开花，加盐调匀，撒上葱花即可。

功效解读

鲈鱼有补肝肾、益脾胃、化痰止咳、安胎益气之效，对肝肾不足者有很好的补益作用。本品可调理胎动不安、产后少乳等症，适合孕产妇食用。

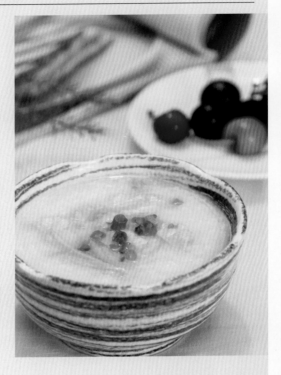

鲈鱼西蓝花粥

主料

大米80克，鲈鱼50克，西蓝花20克。

配料

料酒10毫升，生姜末3克，盐2克，葱花适量。

做法

1. 大米洗净，泡发；鲈鱼洗净后切小块，用料酒腌渍；西蓝花洗净，掰成朵。
2. 锅置火上，加清水、大米煮至五成熟。
3. 放入鲈鱼块、西蓝花朵、生姜末煮至米粒开花；加盐调匀，撒上葱花即可。

功效解读

鲈鱼、西蓝花和大米合熬为粥，适合孕产妇食用，是补益肝肾、健脾益气的佳品。

扁豆玉米红枣粥

主料

白扁豆、玉米、红枣各15克，大米100克。

配料

白糖6克。

做法

1. 将玉米、白扁豆洗净；红枣去核，洗净；大米泡发，洗净。
2. 锅置火上，注入清水，放入大米、玉米、白扁豆、红枣，以大火煮至米粒开花。
3. 用小火煮至粥成，调入白糖入味，即可食用。

功效解读

白扁豆有补脾胃、消暑解毒、除湿止泻等功效，能调理脾胃虚热、呕吐泄泻、口渴烦躁等症；玉米有调中开胃、益肺宁心、清湿热、利肝胆、延缓衰老之效。本品适合孕妇食用。

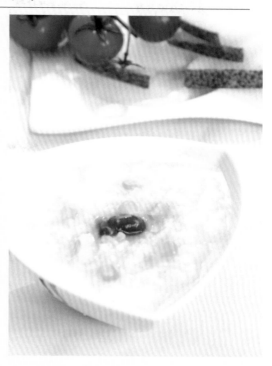

女性养颜调理粥

鲤鱼米豆粥

主料

红豆、绿豆、薏米、大米各30克，鲤鱼80克。

配料

料酒10毫升，生姜丝3克，盐2克，葱花适量。

做法

1. 将大米、薏米、红豆、绿豆分别洗净，放入清水中浸泡；鲤鱼洗净，切小块，用料酒腌渍去腥。
2. 锅置火上，注入清水，下入大米、红豆、薏米、绿豆煮至五成熟。
3. 放入鲤鱼块、生姜丝煮至粥成，加盐调匀，撒上葱花即可。

功效解读

鲤鱼有健脾开胃、利尿消肿、止咳平喘、安胎、通乳、清热解毒的功效。本品适合有水肿症状的孕妇食用。

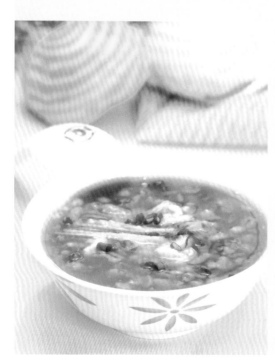

草鱼粥

主料

草鱼50克，大米80克，猪骨30克，腐竹10克。

配料

料酒10毫升，枸杞子适量，盐3克，葱花适量。

做法

1. 将大米洗净，入清水浸泡；草鱼取肉，洗净，切块，用料酒腌渍；猪骨洗净，剁小块，入沸水氽去血水；腐竹洗净，以温水泡发后切细丝；枸杞子洗净备用。
2. 锅置火上，放大米，加适量清水煮至五成熟。
3. 放入草鱼块、猪骨块、腐竹丝、枸杞子煮至粥成，加盐调匀，撒上葱花即可。

功效解读

草鱼有消除水肿、降低血压、温中补虚的功效，能提高机体的免疫力；猪骨能补中益气、养血健骨。本品适合孕妇食用。

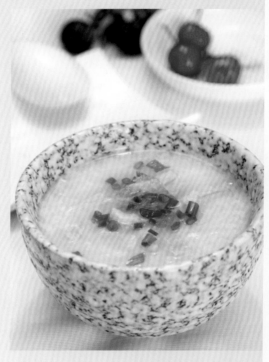

豌豆鲤鱼粥

主料

豌豆20克，鲤鱼50克，大米80克。

配料

料酒10毫升，盐2克，枸杞子、生姜丝各3克，葱花适量。

做法

1. 将大米洗净，入清水浸泡；鲤鱼洗净，切小块，用料酒腌渍；豌豆、枸杞子洗净，泡发。
2. 锅置火上，放入大米，加适量清水煮至五成熟。
3. 放入鲤鱼块、豌豆、生姜丝、枸杞子煮至粥将成，加盐调匀，撒上葱花即可。

功效解读

豌豆能益中气、利小便、消痈肿、增强免疫力，可治疗脚气、痈肿、乳汁不通、脾胃不适、呃逆呕吐、脘腹胀痛等病症。本品对妊娠呕吐有改善效果。

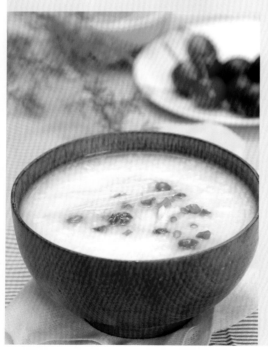

莲子红米粥

主料

莲子40克，红米80克。

配料

红糖10克。

做法

1. 将红米泡发，洗净；莲子去心，洗净。
2. 锅置火上，倒入清水，放入红米、莲子煮至米粒开花。
3. 加入红糖拌匀，同煮至粥呈浓稠状即可。

功效解读

莲子有滋养补虚、补脾止泻、益肾涩精、养心安神的功效，可用来治疗脾虚久泻、小便不禁、心神不宁、惊悸失眠等症；红米可健脾暖胃。本品适合睡眠不佳、胎动不安的孕妇食用。

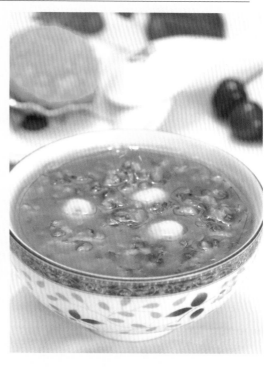

女性养颜调理粥

黑枣红豆糯米粥

主料

黑枣30克，红豆20克，糯米80克。

配料

白糖3克。

做法

1. 将糯米、红豆均洗净泡发；黑枣洗净。
2. 锅置火上，注入清水，放入糯米与红豆，以大火煮至米粒开花。
3. 加入黑枣同煮至粥呈浓稠状，调入白糖即可。

功效解读

黑枣能补中益气、养血安神，对贫血、血小板减少症、乏力、失眠有一定食疗效果；红豆富含蛋白质及多种矿物质，有利尿消肿、清心养神、健脾益肾等功效。本品对孕妇有较好的滋补作用。

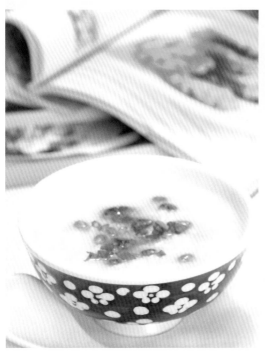

产后调理

产后调理是新手妈妈的头等大事，此时，新手妈妈的饮食非常重要。适合此阶段女性的调理粥品有猪蹄黑芝麻粥、鳝鱼红枣粥、山药人参鸡肝粥等，它们可以补中益气、温阳健脾，对产后女性有较强的调理功效。

🔍 饮食原则

不宜快速进补 新妈妈大多乳腺管还未完全通畅，所以产后前几天不要着急喝催乳汤，否则容易引发乳腺炎等疾病。此时宜喝些较为清淡的汤。

不宜食生冷食物 女性产后体质较弱，抵抗力差，容易罹患胃肠炎等消化道疾病，故产后第一周尽量不要食用寒凉性的水果，如西瓜、梨等。

宜食汤、粥类食物 产后女性适宜多食用些含水量丰富的汤或粥类食物，以利于哺乳；且因为产妇大多出汗较多，体内水分的流失也大于平时，更应及时补充水分。

❤ 生活调理

产妇应适当运动，有助于尽快恢复体力；注意个人卫生；产后6周内不要进行性生活；要尽量处于安静、舒适的环境中，避免受风着凉。

☺ 推荐食材、药材

猪蹄 滋阴养血	**鳝鱼** 温补强身	**芥菜** 清热消肿	**黄芪** 补气固表
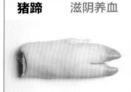	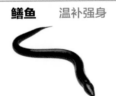	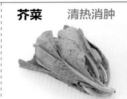	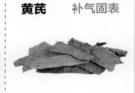

推荐好粥

猪蹄黑芝麻粥

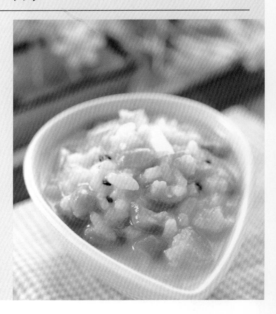

主料

猪蹄1个，黑芝麻30克，黄豆20克，大米50克。

配料

盐适量。

做法

1. 将大米、黄豆洗净，泡发；黑芝麻洗净，控干水分；猪蹄洗净，剁块，入沸水焯去血沫。
2. 锅置火上，注入清水，放入猪蹄以大火煮至绵软，加黄豆、大米、黑芝麻煮至七成熟。
3. 转小火慢熬至粥黏稠，加入盐调味即可。

功效解读

本品有滋阴养血、促进乳汁分泌的功效，非常适合产妇补益身体。

鳝鱼红枣粥

主料

鳝鱼肉50克，红枣10克，大米100克。

配料

料酒10毫升，生姜末5克，盐、胡椒粉、芹菜叶各适量。

做法

1. 大米洗净，用清水浸泡；将鳝鱼肉洗净，切成段，用料酒腌渍；红枣、芹菜叶洗净备用。
2. 锅置火上，注入清水，下入大米、鳝鱼段、生姜末煮至五成熟。
3. 加红枣煮至粥浓稠，加盐、胡椒粉和芹菜叶，调匀即可。

功效解读

红枣有健脾胃、补气养血、安神的功效；鳝鱼有温补强身、补中益气、温阳健脾、滋补肝肾的功效。二者与大米合熬为粥，有补虚养身的功效，适合产妇食用。

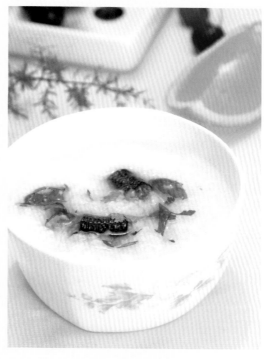

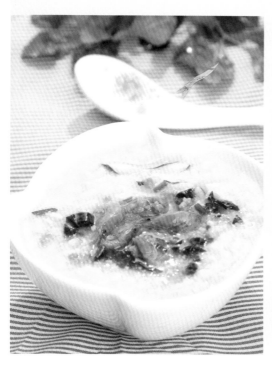

洋葱豆腐粥

主料

豆腐50克，大米120克，洋葱、青菜、河虾、猪肉各适量。

配料

盐、香油各适量。

做法

1. 豆腐洗净切块；青菜洗净切碎；洋葱洗净切丝；猪肉洗净切末；河虾洗净；大米洗净，泡发。
2. 锅置火上，注入清水，下入大米以大火烧沸；下入猪肉末、河虾、洋葱丝煮至河虾变红。
3. 改小火，放入豆腐块、青菜碎熬至粥成，加盐调味，淋上香油搅匀即可。

功效解读

洋葱可杀菌；豆腐能调和肠胃；河虾可补肾阳、益精血。此粥可调理产后恶露不尽等症。

山药人参鸡肝粥

主料

山药100克，人参10克，鸡肝适量，大米80克。

配料

盐3克，葱花适量。

做法

1. 山药洗净去皮，切片；人参洗净；大米洗净，泡好；鸡肝用水泡洗干净，切片。

2. 锅置火上，将大米放入锅中，加适量清水，以大火煮沸；放入山药片、人参，转中火熬煮至米粒开花。

3. 下入鸡肝片，以小火将粥熬至浓稠状，加盐调味，撒上葱花即可。

功效解读

山药有补脾养胃、生津益肺、补肾涩精的功效；人参可大补元气，用于调治身体虚劳。故本品对产后女性有较强的调理功效。

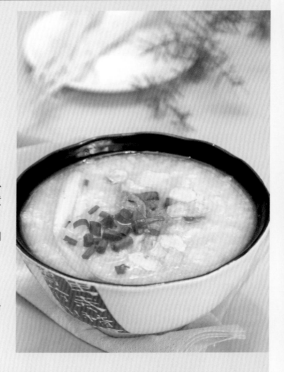

百合板栗糯米粥

主料

干百合、板栗各20克，糯米90克。

配料

白糖5克，葱、陈皮各少许。

做法

1. 板栗去壳；糯米洗净，泡发；葱洗净，切花；干百合、陈皮泡发，洗净备用。

2. 锅置火上，注入清水，放入糯米，以大火煮至米粒开花。

3. 将百合、板栗、陈皮入锅，以中火煮至粥成，加白糖调味，撒上葱花即可。

功效解读

百合对病后体弱、神经衰弱等症有很好的调治效果；板栗有补肾强腰、益脾止泻的功效；陈皮可理气健脾。本品对产后女性有较强的调理功效。

鸡蛋紫菜粥

主料

大米100克，紫菜10克，鸡蛋1个。

配料

盐3克，香油、胡椒粉、葱花各适量。

做法

1. 将大米洗净泡发；紫菜泡发，洗净，撕碎；鸡蛋煮熟，去壳，切碎。
2. 锅置火上，注入清水，下入大米，以大火煮至九成熟。
3. 放入紫菜、鸡蛋碎块煮至粥浓稠，加盐、香油、胡椒粉调匀，撒上葱花即可。

功效解读

鸡蛋可调治气血不足，是扶助正气的常用食材；紫菜可化痰软坚、利水消肿。本品对产后女性有较强的调理作用。

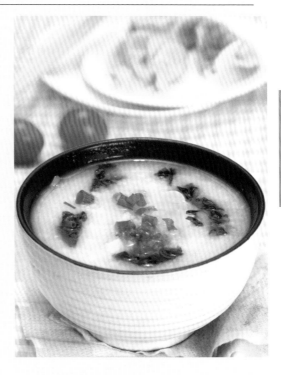

花生猪排粥

主料

大米100克，花生米50克，猪排骨180克。

配料

生姜末3克，盐、香菜各适量。

做法

1. 猪排骨剁小块，入沸水中氽烫去血水，再放入加盐、生姜末的水中煮熟；大米洗净，浸泡半小时；香菜洗净备用。
2. 将猪排骨块连汤倒入锅中，以大火烧沸；下入大米、花生米同煮成粥。
3. 撒上香菜即可。

功效解读

大米、花生米、猪排骨三者合煮成粥，有补中益气、健脾和胃的功效，对产后女性有较好的补益作用。

芥菜粥

主料

芥菜20克，大米90克。

配料

盐2克，香油适量。

做法

1. 将大米洗净，浸水泡发1小时；将芥菜洗净，切碎。
2. 锅置火上，注入清水，放入大米煮至七成熟。
3. 放入芥菜，改用小火煮至粥成，调入盐，滴入香油，拌匀即可食用。

功效解读

芥菜有开胃消食、温中利气的作用；大米能补中益气。本品适合产妇用来调养身体。

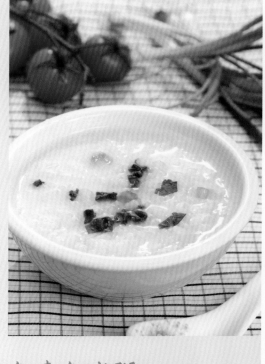

红枣红米粥

主料

红米80克，红枣、枸杞子各适量。

配料

红糖10克。

做法

1. 将红米洗净，泡发；红枣洗净，去核，切成小块；枸杞子洗净，用温水浸泡至回软备用。
2. 锅置火上，倒入清水，放入红米以大火煮沸。
3. 加入红枣、枸杞子、红糖，以小火煮至粥呈浓稠状即可。

功效解读

红枣有健脾胃、补气养血、安神的功效；红米有补脾、益气、消食的功效。红枣、红米、枸杞子合熬为粥，能益气补虚，适合产妇食用。

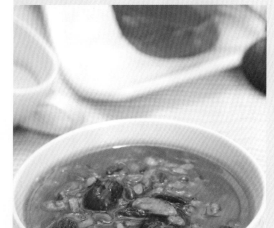

香菇猪蹄粥

主料

大米150克，猪蹄120克，香菇20克。

配料

生姜末5克，盐3克，葱花、香菜各适量。

做法

1. 将大米洗净，浸泡半小时后捞出，沥干水分；猪蹄洗净，剁成小块，再下入锅中炖好捞出；香菇洗净，切成薄片；香菜洗净备用。

2. 锅置火上，加入清水，大米入锅，大火煮沸；下入猪蹄块、香菇片、生姜末，转中火熬煮至米粒开花。

3. 改小火，待粥将熟时调入盐，撒上葱花与香菜即可。

功效解读

猪蹄有通乳之效，还能补气养血。本品适合产妇食用。

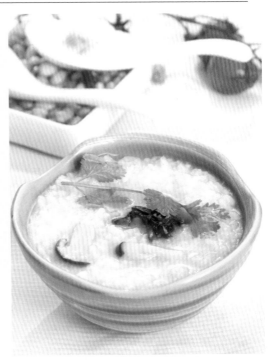

黄芪当归白芍粥

主料

黄芪、当归、白芍各15克，大米100克。

配料

红糖适量。

做法

1. 将黄芪、当归、白芍洗净，入锅加水煮沸，转小火续煮10分钟后，关火待用。

2. 将大米淘洗干净，放入上述药汁中加适量清水煮成粥。

3. 待大米熟烂后加入红糖，继续稍煮片刻即可。

功效解读

黄芪可补气健脾；当归能补血活血；白芍能补血止痛；红糖能温中散寒、补益气血；大米可益气补虚。以上几味同用，对产妇有很好的食疗效果，既能止恶露，还能帮助恢复体力。

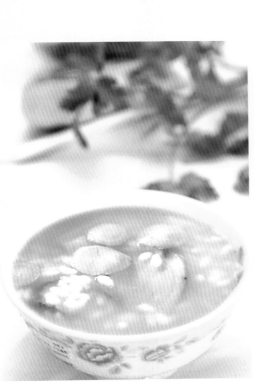

红薯粥

主料

红薯80克，大米100克。

配料

白糖、豌豆各适量。

做法

1. 红薯洗净，连皮切成小块；豌豆洗净备用。
2. 锅置火上，注入清水，下入大米、红薯块和豌豆共煮成稀粥。
3. 粥将成时，加白糖调味即可。

功效解读

红薯俗名山芋，能健脾胃、补虚乏、益气力、通乳汁；豌豆可益气和中。此二者与大米共煮为粥，有益气、养胃、化食之效，适合产妇食用。女性经常食用此粥，还能增强免疫力。

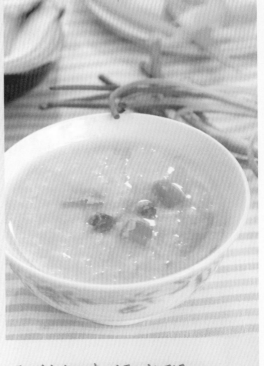

雪梨红枣糯米粥

主料

糯米80克，雪梨50克，红枣10克。

配料

葡萄干10克，白糖5克。

做法

1. 将糯米洗净，用清水浸泡；雪梨洗净后去皮，去核，切小块；红枣、葡萄干洗净备用。
2. 锅置火上，注入清水，放入糯米、红枣、葡萄干煮至七成熟。
3. 放入雪梨块煮至粥浓稠，加白糖调匀即可。

功效解读

雪梨能清热化痰，红枣能补益气血，糯米能温补脾胃。本品适合产妇（产后1周）食用。

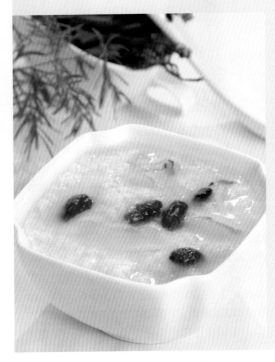

四豆陈皮粥

主料

绿豆、红豆、眉豆、毛豆各20克，陈皮适量，
大米50克。

配料

红糖5克。

做法

1. 将大米、绿豆、红豆、眉豆均洗净泡发；陈皮洗净切丝；毛豆洗净沥水。
2. 锅置火上，倒入清水，放入大米、绿豆、红豆、眉豆、毛豆，以大火煮至材料开花。
3. 加陈皮丝同煮至粥浓稠，加红糖拌匀即可。

功效解读

陈皮能理气健脾、燥湿化痰，可用于胸脘胀满、
食少吐泻等症。本品对产妇食欲不振有一定的食
疗作用。

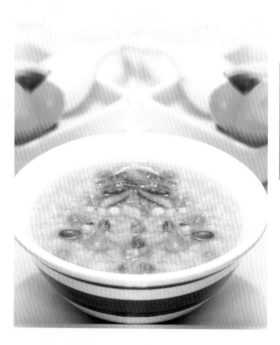

女性养颜调理粥

西葫芦韭菜粥

主料

西葫芦、韭菜各15克，枸杞子适量，大米100克。

配料

盐2克。

做法

1. 韭菜洗净，切段；西葫芦洗净，切薄片；大米洗净，泡发半小时；枸杞子洗净备用。
2. 锅置火上，注入清水，放入大米、枸杞子，用大火煮至米粒开花。
3. 放入韭菜段、西葫芦片，改小火煮至粥成，加盐调味即可。

功效解读

韭菜有温肾助阳、益脾健胃、行气理血的功效，
能增强脾胃之气；西葫芦有润肺止咳、消肿散结
的功效。韭菜、西葫芦与大米合熬煮粥，能起到
活血、通乳的功效，适合产妇食用。

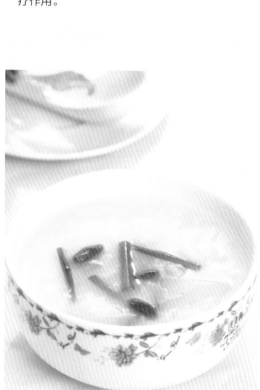

更年期调养

很多更年期女性都有月经周期发生改变、身热汗出、头晕目眩、失眠、心悸等症状，并可能伴有一系列精神不适，如情绪易躁易怒、抑郁苦闷等。适合此阶段女性的调养粥有猪腰香菇粥、虾仁鸭肉粥、洋葱鸡腿粥等，它们能补虚安神、健脾和胃，对更年期女性有一定的调养效果。

饮食原则

建议更年期女性应适量食用一些含丰富铁质的动物性蛋白质食物，如瘦牛肉、羊肉、鸡、鸭、鱼等，可在一定程度上缓解更年期症状。多吃富含钙质的食物，可使人情绪保持稳定，并能预防骨质疏松症。此阶段的女性还可多吃富含维生素的食物，如可以选择麦片粥、玉米饼等谷类食物。此外，苹果、草莓、菠菜、西蓝花等新鲜果蔬中含大量维生素，也适宜更年期女性食用。

生活调理

注意调整情绪，避免急躁、忧郁等不良情绪；慎食生冷、辛辣等刺激性食物；适当参加体育锻炼，但不宜过度劳累。

☺ 推荐食材、药材

香菇 安神助眠	肉苁蓉 补肾助阳	鸭肉 滋阴补虚	冬虫夏草 增强免疫
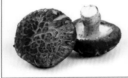	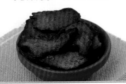	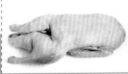	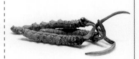

推荐好粥

猪腰香菇粥

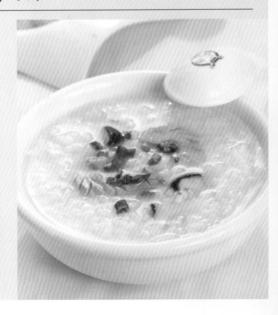

主料

大米80克，猪腰100克，香菇50克。

配料

盐3克，葱花少许。

做法

1. 将香菇洗净，对切；猪腰洗净，去腰臊，切花刀；大米洗净，浸泡半小时。
2. 锅置火上，锅中注清水，入大米以大火煮沸，再入香菇熬煮至粥将成。
3. 下入猪腰，改小火熬至猪腰熟后，调入盐搅匀，撒上葱花即可。

功效解读

此粥有补虚安神的功效，适合更年期女性食用。

虾仁鸭肉粥

主料

鸭肉200克，虾仁70克，大米80克。

配料

料酒、生抽各5毫升，盐2克，生姜丝、葱花、食用油各适量。

做法

1. 鸭肉洗净，切块，用料酒、生抽腌渍，入锅煲好；虾仁洗净，入油锅稍煸后捞出；大米洗净，泡好备用。
2. 锅置火上，锅中注清水，下入大米以大火煮沸，入生姜丝、虾仁，转中火煮至米粒开花。
3. 将鸭肉块连汁入锅，改小火煲熟，加盐调味，撒上葱花即可。

功效解读

鸭肉有滋阴补虚、养胃生津等功效；虾仁有养血固精、益气补阳的功效。二者与大米合熬为粥，有滋阴补虚的功效，适合更年期女性食用。

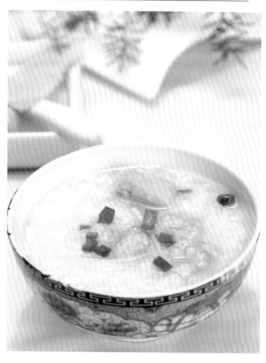

女性养颜调理粥

苁蓉虾米粥

主料

肉苁蓉、虾米各20克，冬虫夏草2克，大米100克。

配料

盐3克，胡椒粉2克，葱花、生姜丝各适量。

做法

1. 大米洗净浸泡；虾米洗净；肉苁蓉、冬虫夏草洗净后装入纱布袋扎紧。
2. 纱布袋入沸水锅煎煮熬汁，取汁备用。
3. 锅置火上，注入清水，下入药汁、大米熬煮至米粒开花，再放入虾米、生姜丝煮至粥成，加盐、胡椒粉调匀，撒上葱花即可。

功效解读

虾米有保护心血管、预防高血压的功效。肉苁蓉、冬虫夏草、虾米、大米合熬为粥，有益气补肾、养心安神的功效，对更年期女性有补益效果。

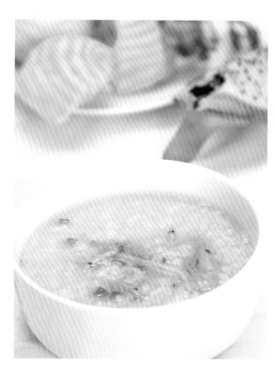

山楂猪骨粥

主料

干山楂50克，猪骨500克，大米100克。

配料

盐3克，料酒5毫升，白醋3毫升，葱花适量。

做法

1. 干山楂用温水泡发，洗净；猪骨洗净斩块，入沸水汆烫，捞出；大米洗净，浸水泡好。

2. 锅置火上，将猪骨入锅，加清水、料酒，以大火烧沸，滴入白醋；下入大米熬至米粒开花，转中火熬煮。

3. 放入山楂，改小火熬煮成粥，加入盐调味，撒上葱花即可。

功效解读

山楂有健脾开胃、行气活血的作用。山楂与猪骨、大米合熬为粥，有健脾开胃、益气补虚的功效，适合更年期女性食用。

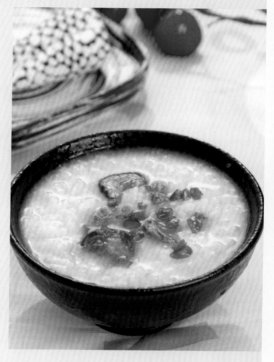

洋葱鸡腿粥

主料

洋葱60克，鸡腿肉150克，大米80克。

配料

盐3克，料酒5毫升，葱花、生姜末、食用油各适量。

做法

1. 洋葱洗净切丝；大米洗净，浸泡半小时；鸡腿肉洗净切块。

2. 油锅烧热，放入鸡腿肉块和洋葱丝爆炒，再烹入料酒和适量清水；下入大米，以大火煮沸，放入生姜末，转中火熬煮。

3. 改小火熬粥至浓稠状，放入盐调味，撒入葱花。

功效解读

洋葱有降血脂、杀菌、防治动脉硬化的功效。洋葱与鸡腿、大米合熬为粥，有健脾益胃、理气消食的功效，适宜更年期女性食用。

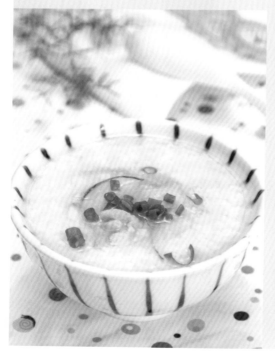

洋葱青菜肉丝粥

主料

洋葱50克，青菜30克，猪瘦肉100克，大米80克。

配料

盐3克。

做法

1. 将青菜洗净，切碎；洋葱洗净，切丝；猪瘦肉洗净，切丝；大米洗净，泡好。
2. 锅置火上，锅中注清水，下入大米煮沸；改中火，下入猪瘦肉丝、洋葱丝，煮至肉变熟。
3. 改小火，下入青菜碎熬至粥呈浓稠状，调入盐即可。

功效解读

洋葱有降血脂、杀菌的功效；青菜有降低血脂、润肠通便的功效。二者与猪瘦肉、大米合熬为粥，常食能改善更年期综合征带来的不适。

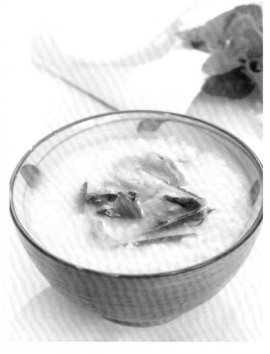

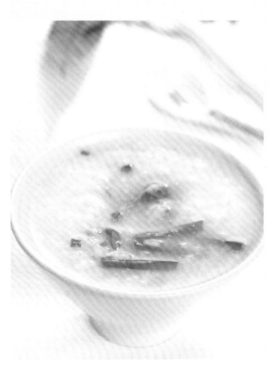

韭菜猪骨粥

主料

猪骨500克，韭菜50克，大米80克。

配料

醋3毫升，料酒5毫升，盐2克，生姜末、葱花各适量。

做法

1. 猪骨洗净，斩块，入沸水中汆烫；韭菜洗净，切段；大米洗净，泡半小时。
2. 锅置火上，猪骨块入锅，加适量清水、料酒、生姜末，以大火烧沸，滴入醋；下入大米，煮至米粒开花。
3. 转小火，放入韭菜段熬煮成粥，加盐调味，撒上葱花即可。

功效解读

韭菜有温肾助阳、益脾健胃、行气理血的功效。此粥能补肾助阳、润肠通便，适合更年期女性食用。

女性养颜调理粥

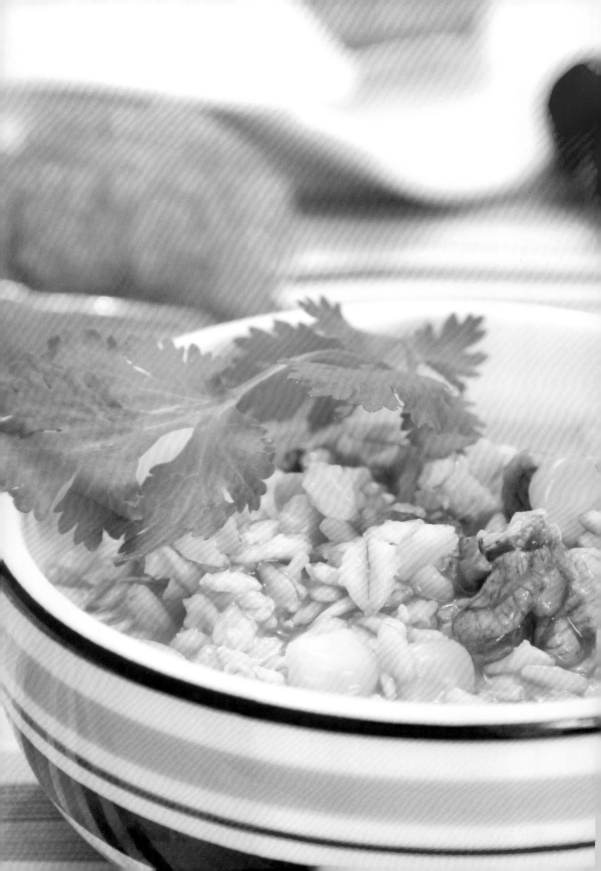

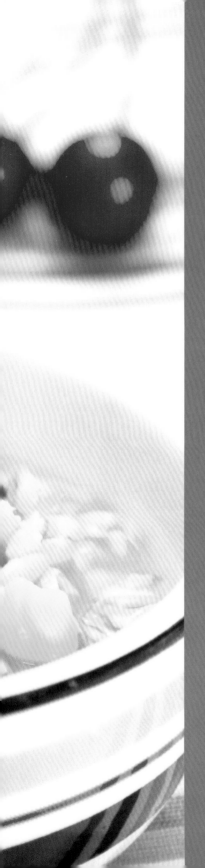

第三章
男性补身强壮粥

现代社会中，挥之不去的工作压力、快节奏的生活状态，使很多男性都处于亚健康的状态，加上时不时地熬夜，难以避免的社交应酬，令很多男性处于肝肾亏虚状态。本章向读者集中介绍一些适合男性食用的粥品，希望对男性朋友有所助益。

润肺养肝肾

身体健康的人，体内阴阳之气是调和的，若阴虚则不能制阳，阳气就会相对偏亢而出现形体瘦长、手足心热、面色潮红、大便干燥、小便短赤、口渴喜冷饮等症状。此时宜食用黑芝麻牛奶粥、山药茅根粥等有润肺、养肝、益肾作用的粥品。

🔍 饮食原则

饮食上宜食有滋阴补虚作用的食物；忌食辛辣、油腻、煎炸、刺激性食物和热性食物；疲乏时应多吃含铁、蛋白质丰富的食物；平日可适量选择黑芝麻、韭菜、海参、人参、乌鸡、乳鸽等食材。

❤ 生活调理

保持良好的作息习惯，尽量避免熬夜；积极参加户外运动，放松心情；避免纵欲过度；不要给自己太大的压力，学会合理减压；适当锻炼腰肌，增强腰部肌肉力量；经常按摩脚心的涌泉穴，有滋阴益肾、促进睡眠、强健身体的作用。

☺ 推荐食材、药材

猪腰 补肾强腰	韭菜子 温补肝肾	核桃 补肾固精	乌鸡 滋补肝肾
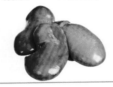		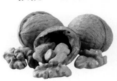	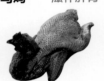

推荐好粥

黑芝麻牛奶粥

主料

黑芝麻、牛奶各适量，大米80克，枸杞子、青菜各适量。

配料

白糖3克。

做法

1. 将大米泡发洗净；枸杞子洗净备用；青菜洗净，切碎。
2. 锅置火上，倒入清水，放入大米，煮至七成熟。
3. 注入牛奶，加入黑芝麻和枸杞子，煮至浓稠；调入白糖，加入青菜碎略煮，拌匀即可。

功效解读

黑芝麻可滋养肝肾、养血润燥；牛奶可生津润肠；枸杞子可滋补肝肾。此粥有补肝肾、益精气的功效。

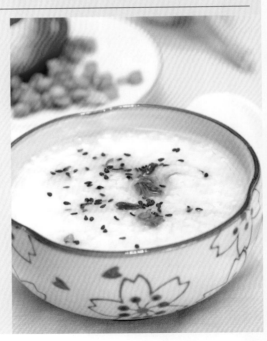

山药白茅根粥

主料

山药30克，白茅根15克，大米100克。

配料

盐3克，葱少许。

做法

1. 将山药去皮洗净，切块；白茅根洗净，切碎；大米洗净，泡发；葱洗净，切花。

2. 锅置火上，将大米、山药块、白茅根碎一起放入锅中，加适量清水，用大火烧沸。

3. 改用小火煮至粥浓稠，加入盐调味，撒上葱花即可。

功效解读

白茅根能凉血止血、清热利尿；山药能补脾养胃、生津益肺、补肾涩精。本品具有清热利尿、补肾益肺的功效。

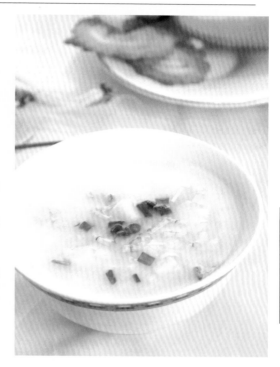

男性补身强壮粥

核桃生姜粥

主料

核桃仁15克，糯米80克，红枣10克，生姜5克。

配料

盐2克，生姜汁、香菜叶各适量。

做法

1. 将糯米置于清水中泡发，洗净；生姜去皮，洗净，切丝；红枣洗净，去核，切片；核桃仁、香菜叶洗净。

2. 锅置火上，倒入清水，放入糯米，以大火煮沸，再淋入生姜汁。

3. 加入核桃仁、生姜丝、红枣片同煮至浓稠，调入盐拌匀，撒上香菜叶即可。

功效解读

核桃仁具有补肾温肺、润肠通便的功效，可调理肾阳虚所致腰酸腿软、小便频数等症。本品适合肾阳虚的男性食用。

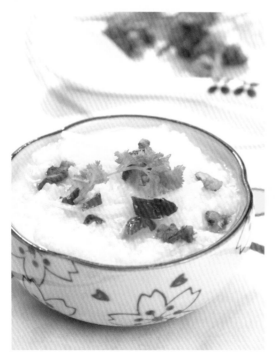

韭菜子枸杞粥

主料
大米80克,韭菜子20克,枸杞子10克。

配料
白糖3克,葱8克。

做法
1. 大米洗净,下入冷水中浸泡半小时后捞出沥干;韭菜子、枸杞子均洗净;葱洗净,切花。
2. 锅置火上,倒入清水,放入大米,以大火煮至米粒开花。
3. 加入韭菜子、枸杞子煮至粥呈浓稠状,调入白糖拌匀,撒上葱花即可。

功效解读
本品有补精气、坚筋骨的功效,适合肝肾两虚、血虚或慢性肝炎患者食用。

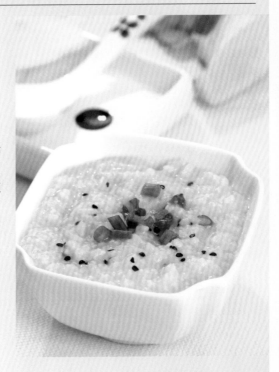

猪腰山药薏米粥

主料
猪腰100克,山药80克,薏米50克,糯米120克。

配料
盐3克,葱花、生姜丝各适量。

做法
1. 将猪腰洗净,切成花刀;山药洗净,去皮切块;薏米、糯米淘净,泡好。
2. 锅置火上,注水,下入薏米、糯米、山药块煮沸,再用中火煮半小时。
3. 改小火,放入猪腰,待猪腰变熟,加入盐调味,撒上葱花、生姜丝即可。

功效解读
此粥可以健脾益气,还有利水渗湿、补肾强腰、增强机体免疫力的功效,适合肾虚或痰湿型高脂血症的患者食用。

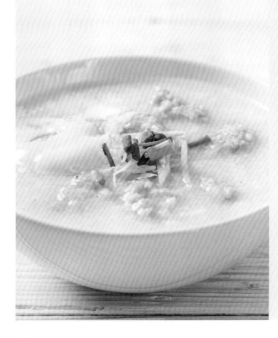

红豆核桃粥

主料

红豆30克，核桃仁20克，大米70克。

配料

白糖3克，葱花适量。

做法

1. 大米、红豆均泡发洗净；核桃仁洗净。

2. 锅置火上，倒入清水，放入大米、红豆同煮至开花。

3. 加入核桃仁煮至粥呈浓稠状，调入白糖拌匀，撒上葱花即可。

功效解读

此粥有温补肺肾、定喘、润肠的功效，适合健忘怠倦、食欲不振、腰膝酸软、便秘者食用。

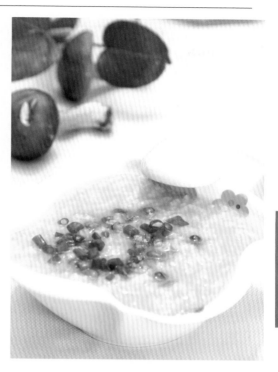

男性补身强壮粥

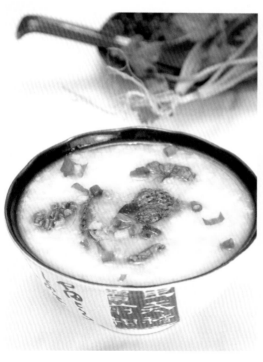

核桃乌鸡粥

主料

乌鸡肉200克，核桃100克，大米80克。

配料

枸杞子10克，生姜末5克，盐3克，葱花4克，食用油适量。

做法

1. 将核桃去壳，取仁；大米淘净；枸杞子洗净；乌鸡肉洗净，切块。

2. 油锅烧热，爆香生姜末，然后下入乌鸡肉过油后捞出沥油，放入砂锅中，倒入适量水，放入大米烧沸，下核桃仁和枸杞子熬煮。

3. 用小火将粥焖煮好，调入盐，撒上葱花即可。

功效解读

此粥有滋阴补肾、养血补虚的功效，适合体虚血亏、肝肾不足者食用。

消肿除湿热

水肿的最明显表现是四肢沉重、常有饱腹感；还有人表现为食欲不振、身体疲惫、不爱运动、容易腹泻等。如果身体脾虚湿热就有可能造成水肿，进而出现皮肤暗黄或身体发胖。此时，宜通过食用一些消肿除湿热的食材对身体进行调养，常见粥品有槐花大米粥、泽泻枸杞粥、玉米车前子粥等。

🔍 饮食原则

水肿患者饮食宜清淡，适宜吃冬瓜、红豆、绿豆、玉米等具有利水作用的食品；一些利水消肿的药材也可酌情食用，如泽泻、猪苓、车前子等；此时忌食虾、蟹等发物，烟、酒等刺激之品和肥甘油腻食品也应忌口。

❤ 生活调理

水肿患者要注意休息，起居有时，预防外感；周围环境要安静，保证充足的睡眠。

☺ 推荐食材、药材

泽泻 利水渗湿	**槐花** 凉血止血	**桂枝** 温经通脉	**决明子** 利水通便
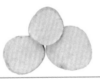		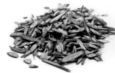	

推荐好粥

槐花大米粥

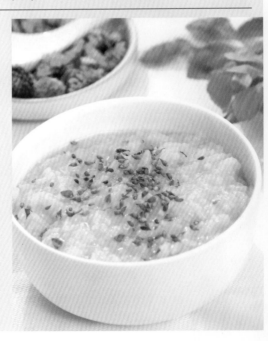

主料

槐花适量，大米80克。

配料

白糖3克，牛蒡15克。

做法

1. 大米淘洗干净，置于冷水中泡发半小时，捞出沥干水分；槐花、牛蒡洗净，牛蒡去皮；槐花、牛蒡分别切碎备用。

2. 锅置火上，倒入清水，放入大米，以大火煮至米粒开花。

3. 加入槐花、牛蒡碎煮至浓稠，调入白糖拌匀。

功效解读

槐花能凉血止血；牛蒡能散诸疮肿。本品有利水消肿、清热除湿的功效。

泽泻枸杞粥

主料

泽泻、枸杞子各适量，大米80克。

配料

盐2克，青菜少许。

做法

1. 大米泡发洗净；枸杞子洗净；泽泻洗净，加水煮好，取汁待用；青菜洗净，切丝。

2. 锅置火上，加入适量清水，放入大米、枸杞子以大火煮沸。

3. 倒入熬煮好的泽泻汁，以小火煮至浓稠状，调入盐和青菜丝拌匀即可。

功效解读

枸杞子能滋肾润肺、养肝明目；泽泻能利水渗湿；大米能补中益气、健脾养胃。三者合用，有清湿热、消脂瘦身的功效，适合脂肪肝患者和水肿者食用。

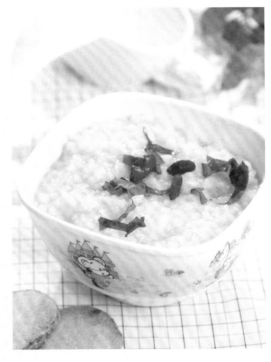

男性补身强壮粥

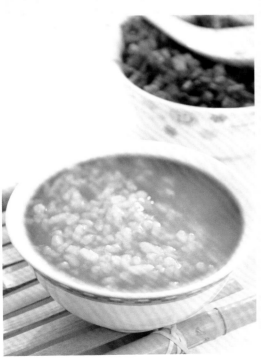

猪苓垂盆草粥

主料

猪苓10克，垂盆草、大米各30克。

配料

冰糖15克。

做法

1. 先将垂盆草、猪苓洗净，一起放入锅中，加入适量清水煎煮10分钟左右，捞出垂盆草、猪苓，取药汁备用。

2. 另起锅坐火上，将药汁与淘洗干净的大米一同放入锅中，加适量清水熬煮成粥。

3. 加入冰糖煮至溶化即成。

功效解读

垂盆草能清利湿热；猪苓能利尿渗湿，可调理水肿胀满等症。本粥具有利湿退黄、清热解毒的功效，对肝功能异常、肝硬化腹水等症有食疗作用。

桂枝莲子粥

主料

大米90克，桂枝20克，莲子30克，地龙10克。

配料

白糖5克，葱花适量。

做法

1. 将大米淘洗干净，用清水浸泡；桂枝洗净，切小段；莲子、地龙洗净备用。
2. 锅置火上，注入清水，放入大米、莲子、地龙、桂枝熬煮至米烂。
3. 放入白糖稍煮，调匀后撒上葱花便可。

功效解读

桂枝能发汗解肌、温经通脉；莲子能固精止带、补脾止泻、益肾养心；地龙能清热、镇痉、利尿解毒。此粥具有温通经络、息风止痉、利尿消肿的作用。

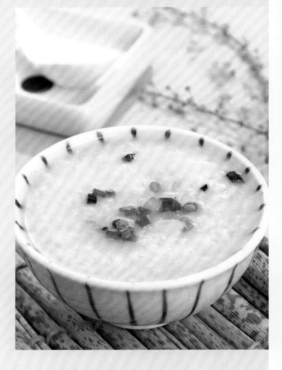

决明子粥

主料

大米100克，决明子适量。

配料

盐2克，葱8克，枸杞子少许。

做法

1. 大米泡发洗净；决明子洗净；葱洗净，切花；枸杞子洗净备用。
2. 锅置火上，倒入清水，放入大米，以大火煮至米粒开花。
3. 加入决明子和枸杞子，以小火煮至粥呈浓稠状，调入盐拌匀，再撒上葱花即可。

功效解读

决明子能清肝明目、利水通便，辅助治疗风热赤眼、高血压、肝炎、肝硬化腹水等病症；大米能补中益气、健脾养胃；枸杞子能补益肝肾。此粥具有清热平肝、利水通便的功效。

白茅根红豆粥

主料

大米80克，白茅根、红豆各适量。

配料

白糖3克，葱丝适量。

做法

1. 将大米泡发洗净；白茅根洗净，切段；红豆泡发洗净。

2. 锅置火上，注入清水，放入大米与红豆，以大火煮沸。

3. 加入白茅根段，以小火煮至粥呈浓稠状，调入白糖拌匀，撒上葱丝即可。

功效解读

此粥有清热解毒、利水消肿的功效，适合水肿患者食用。

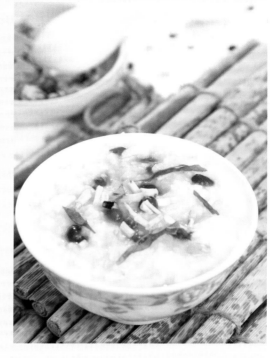

男性补身强壮粥

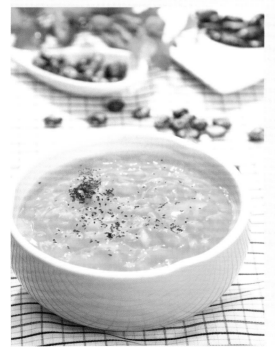

玉米车前子粥

主料

玉米糁80克，车前子适量，大米120克。

配料

盐2克。

做法

1. 将大米泡发，洗净；将车前子洗净，捞起沥干水分。

2. 锅置火上，加入玉米糁和大米，倒入适量清水烧沸。

3. 放入车前子同煮至粥呈黏稠状，调入盐拌匀。

功效解读

此粥有清热解毒、明目、祛痰、利水消肿的功效，适合水肿、脚气病、腹泻、目赤肿痛、尿少尿黄者食用。

猪腰枸杞粥

主料

猪腰80克，枸杞子10克，白茅根15克，大米120克。

配料

盐、葱花各少许。

做法

1. 将猪腰洗净去腰臊，切花刀；白茅根洗净切段；枸杞子洗净；大米泡好洗净。
2. 锅置火上，加入大米，加清水，用大火煮沸，下入白茅根段、枸杞子，以中火熬煮。
3. 待米粒开花时放入猪腰，转小火，待猪腰变熟，加盐，撒上葱花即可。

功效解读

猪腰有补肾、益气的功效，可调治肾虚所致的腰膝酸痛、遗精等症；枸杞子能调治虚劳津亏、腰膝酸痛等症；白茅根有清热利尿、凉血止血的功效。本品适合热病烦渴、肾虚水肿的人食用。

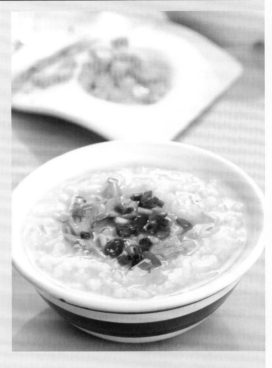

桂圆益智仁糯米粥

主料

桂圆肉20克，益智仁15克，糯米100克。

配料

白糖、生姜丝各5克。

做法

1. 将糯米淘洗干净，放入清水中浸泡；将桂圆肉、益智仁洗净备用。
2. 锅置火上，放入糯米，加清水煮至粥将成。
3. 放入桂圆肉、益智仁、生姜丝，煮至米烂后放入白糖调匀即可。

功效解读

桂圆肉能补益心脾、补气安神，可调治虚劳羸弱；益智仁能温脾暖肾、固气涩精，治腰腹冷痛、小便余沥、夜尿频多等症；糯米能温补脾胃。此粥有补益心脾、益气养血的功效。

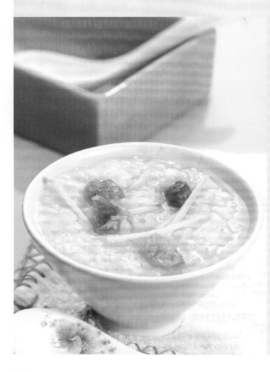

猕猴桃西米粥

主料

西米100克，鲜猕猴桃200克。

配料

白糖适量。

做法

1. 将猕猴桃冲洗干净，去皮，取瓤切粒；将西米洗净，用清水浸泡发好。
2. 锅置火上，注入清水，以大火烧沸，加入猕猴桃粒、西米，用大火煮沸。
3. 改用小火略煮，加入白糖调味即可。

功效解读

此粥有清热止渴、通淋消肿的功效，适合烦热口渴或小便涩痛者食用。

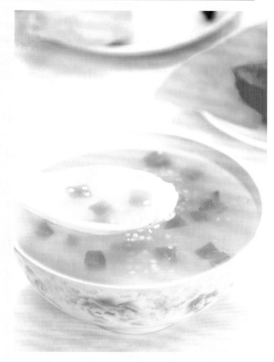

男性补身强壮粥

黑米红豆椰汁粥

主料

黑米60克，红豆30克，椰汁适量。

配料

陈皮、片糖各适量。

做法

1. 将黑米、红豆均泡发，洗净；将陈皮洗净，切丝。
2. 锅置火上，倒入清水，放入黑米、红豆煮至开花。
3. 注入椰汁，加入陈皮丝、片糖同煮至粥呈浓稠状即可。

功效解读

本品有健脾开胃、利尿消肿、补肾的功效，头晕、贫血者食用也有较好的食疗效果。

金樱子糯米粥

主料

糯米80克，金樱子适量。

配料

白糖3克，玉米片适量。

做法

1. 糯米泡发洗净；金樱子洗净，掰成小块备用。
2. 锅置火上，倒入清水，放入糯米和金樱子，以大火煮至米粒开花。
3. 加入玉米片，转小火煮至粥呈浓稠状，加入白糖拌匀即可食用。

功效解读

金樱子味酸而涩，具有固精、缩尿的作用，对肾气亏虚引起的遗尿、尿频等症均有很好的疗效；糯米有健脾养胃的作用；玉米片能益胃生津。本品对脾肾虚弱、夜尿频多者有很好的调理效果。

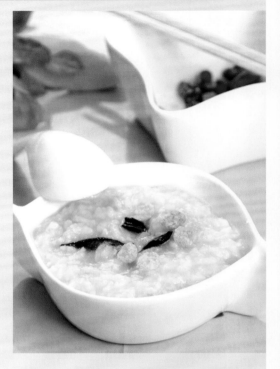

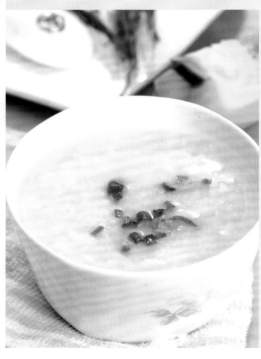

丹参山楂粥

主料

丹参20克，干山楂30克，大米100克。

配料

冰糖5克，葱花少许。

做法

1. 大米洗净，放入水中浸泡；将干山楂用温水泡后洗净，去核，切小块。
2. 丹参洗净，用纱布袋装好扎紧封口，放入锅中加清水熬汁。
3. 另起锅置火上，加适量清水，放入大米，以大火煮至七成熟，放入山楂块，倒入丹参汁煮至粥将成，放冰糖调匀，撒上葱花便可。

功效解读

丹参可祛瘀止痛、活血通经；山楂可健脾开胃、消食化滞、活血化瘀；大米能补中益气、健脾养胃。本品适合斑疹痈肿、血瘀作痛者食用。

强筋补虚劳

现在很多人都会熬夜加班或玩游戏。熬夜会引起身体虚劳，甚至造成早衰。此时应当食用一些有强筋补虚劳作用的食材，常见粥品有枸杞鸽肉粥、黑米黑豆莲子粥等。

🔍 饮食原则

适当食用具有抑制中枢神经功能的食材；宜食高蛋白、营养丰富的汤、粥类食物。忌食过于辛辣之物，如酒、辣椒等；忌过量食用含有咖啡因和茶碱的饮品，如咖啡、浓茶等。

❤ 生活调理

应该加强体育锻炼，保持健康的运动习惯，以陶冶情操、增强体质；多接触大自然，培养健康爱好，减少心理压力。

😊 推荐食材、药材

乳鸽 补虚抗衰	**黑豆** 活血解毒	**羊肉** 益气补虚	**牛蹄筋** 强壮筋骨
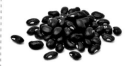	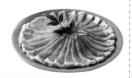	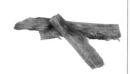	

推荐好粥

枸杞鸽肉粥

主料

枸杞子50克，黄芪30克，乳鸽1只，大米80克。

配料

料酒、生抽、盐、胡椒粉、葱花各适量。

做法

1. 枸杞子、黄芪均洗净，黄芪切片备用；大米淘净；乳鸽洗净斩块，用料酒、生抽腌渍好，用砂锅炖好。

2. 锅置火上，大米放入锅中，加适量清水，用大火煮沸，下入枸杞子、黄芪片；以中火熬煮至米粒开花。

3. 下入鸽肉块熬煮成粥，调入盐、胡椒粉，撒上葱花即可。

功效解读

枸杞子、黄芪、乳鸽与大米合熬为粥，有补益肝肾、涩精止遗、益气补虚的功效。

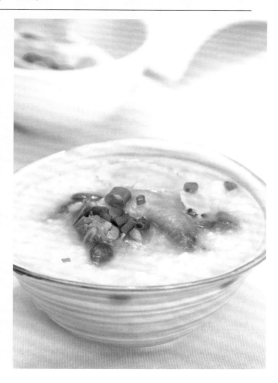

苁蓉羊肉粥

主料

肉苁蓉50克，羊肉100克，大米80克。

配料

生姜丝、盐、葱花各适量。

做法

1. 将肉苁蓉洗净，放入锅中，加入适量清水，煎煮成汤汁，去渣备用。

2. 将羊肉洗净，氽去血水，洗净，切丝备用；大米淘洗干净，备用。

3. 在苁蓉汁中加入羊肉、大米同煮，熬至粥成，再加入生姜丝、盐调味，撒上葱花即可。

功效解读

此粥有补肾助阳、健脾养胃的功效，适合阳痿、遗精、早泄者食用。

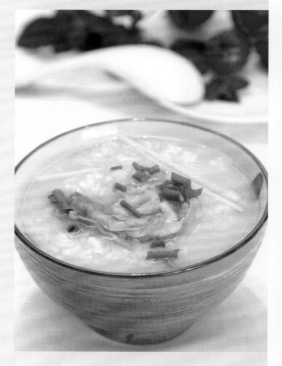

红枣柏子小米粥

主料

小米100克，红枣10颗，柏子仁15克。

配料

白糖适量。

做法

1. 红枣、小米洗净，分别放入碗内泡发；柏子仁洗净备用。

2. 砂锅洗净，置火上，将红枣、柏子仁放入锅内，加适量清水，以大火煮沸后转小火。

3. 加入小米共煮成粥，至黏稠时加白糖即可。

功效解读

红枣可益气补血、健脾和胃；柏子仁可养心安神。此粥对更年期男性的心烦不眠、头晕健忘、心神不宁、遗精盗汗等症状有很好的食疗功效。

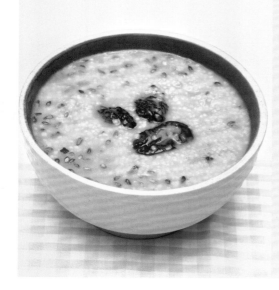

鸭肉菇杞粥

主料

鸭肉80克，香菇30克，枸杞子10克，大米120克。

配料

料酒、生抽、盐、葱花、食用油各适量。

做法

1. 大米淘净；香菇洗净切片；枸杞子洗净；鸭肉洗净切块，用料酒、生抽腌渍。
2. 油锅烧热，放入鸭肉过油盛出；另起锅，加清水，放入大米以大火煮沸，再下入香菇片、枸杞子，转中火熬煮至米粒开花。
3. 下入鸭肉块，将粥熬煮至浓稠，调入盐，撒上葱花即可。

功效解读

鸭肉有滋补、养胃、补肾、除骨蒸、消水肿、止热痢、止咳化痰的功效；香菇有扶正补虚、健脾开胃的功效。此粥能滋补强身、开胃助食。

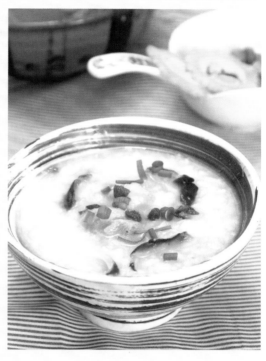

男性补身强壮粥

糙米燕麦莲子粥

主料

糙米40克，燕麦30克，黑米、黑豆、红豆、莲子各20克。

配料

白糖5克。

做法

1. 糙米、黑米、黑豆、红豆、燕麦分别洗净，泡发；莲子洗净，泡发后挑去莲心。
2. 锅置火上，加入适量清水，放入糙米、黑米、黑豆、红豆、莲子、燕麦，开大火煮沸。
3. 转小火煮至各食材均熟，待粥呈浓稠状时，调入白糖拌匀即可。

功效解读

此粥有益肾涩精、补脾止泻、养心安神的功效，适合失眠多梦、肾虚遗精者食用。

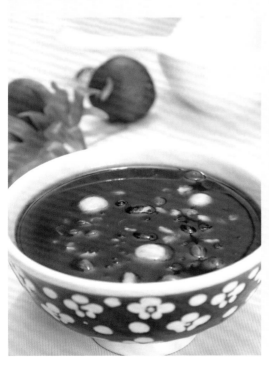

牛蹄筋三蔬粥

主料

豌豆、胡萝卜、玉米粒各20克，水发牛蹄筋、糯米各100克。

配料

盐适量。

做法

1. 将胡萝卜洗净，切丁；糯米洗净；玉米粒、豌豆均洗净；牛蹄筋洗净，炖好后切条备用。

2. 锅置火上，将糯米放入锅中，加适量清水，以大火烧沸，下入牛蹄筋条、玉米粒、豌豆、胡萝卜丁，转中火熬煮至七成熟。

3. 改小火续煮至粥浓稠，调入盐即可。

功效解读

牛蹄筋有强筋壮骨之功效；豌豆能益中气、止泻痢、利小便；胡萝卜能健脾消食、养肝明目、降气止咳。此粥能强筋壮骨、健脾止遗。

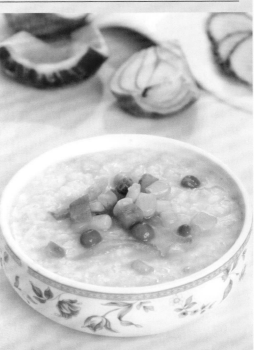

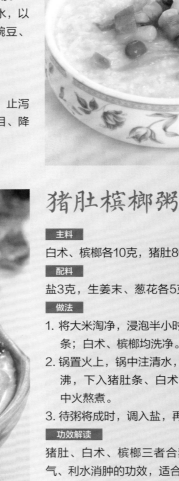

猪肚槟榔粥

主料

白术、槟榔各10克，猪肚80克，大米120克。

配料

盐3克，生姜末、葱花各5克。

做法

1. 将大米淘净，浸泡半小时至发透；猪肚洗净切条；白术、槟榔均洗净。

2. 锅置火上，锅中注清水，放入大米，用大火烧沸，下入猪肚条、白术、槟榔、生姜末，转中火熬煮。

3. 待粥将成时，调入盐，再撒上葱花即可。

功效解读

猪肚、白术、槟榔三者合熬为粥，具有补脾益气、利水消肿的功效，适合身体虚劳者食用。

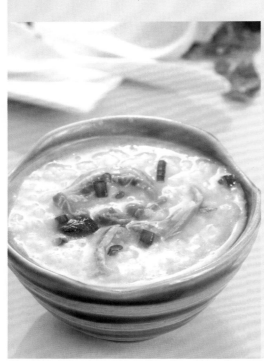

消炎利小便

在中医理论体系中，前列腺炎属于"精浊"的范畴，往往由湿热下注、肾阳不足等引起。在调治时要以清热利湿、分清泌浊为原则，可常食用一些有消炎利小便作用的粥品，如白菜薏米粥、绿豆苋菜枸杞粥等。

🔍 饮食原则

选择富含锌的食材，如枸杞子、熟地黄、杜仲等；选用具有消炎杀菌功效的食材，如白茅根、苦参、南瓜子等；宜食含脂肪酸多的食物，如腰果、松子、花生、核桃等果仁类食物；宜食新鲜水果、蔬菜、粗粮及大豆制品；宜食具有利尿或通便作用的食物，如蜂蜜、小米、绿豆等；忌食辛辣刺激性食物，如辣椒、酒。

❤ 生活调理

前列腺炎患者应注重自我保健调理：多穿通风透气、散热性好的贴身衣物；春冬季节要注意防寒保暖；可在睡前做自我按摩——仰卧，左腿伸直，左手放在神阙穴上，用左手的中指、食指、无名指三指旋转，同时将右手的中指、食指、无名指三指放在会阴穴做旋转按摩，做100次后左右手互换位置，重复动作。

😊 推荐食材、药材

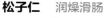

松子仁 润燥滑肠	**南瓜子** 驱虫消肿	**小米** 健脾养胃	**腰果** 补肾益气
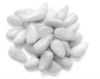			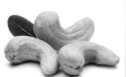

推荐好粥

白菜薏米粥

主料

大米50克，薏米50克，芹菜、白菜各适量。

配料

盐适量。

做法

1. 将大米、薏米均泡发洗净；芹菜、白菜均洗净，切碎。

2. 锅置火上，倒入清水，放入大米、薏米煮至米粒开花。

3. 加入芹菜碎、白菜碎煮至粥稠，调入盐拌匀。

功效解读

本品具有清热利水、解毒排脓的功效，患有前列腺炎的男性患者可经常食用。

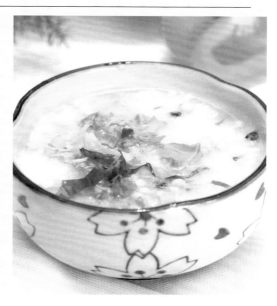

白茅根冰糖粥

主料

鲜白茅根适量，大米100克。

配料

枸杞子、冰糖各10克。

做法

1. 将大米泡发洗净；鲜白茅根洗净，切段；枸杞子洗净备用。
2. 锅置火上，倒入清水，放大米、枸杞子，以大火煮至米粒开花。
3. 加入白茅根段煮至粥呈浓稠状，调入冰糖煮至溶化即可。

功效解读

白茅根具有清热利尿、凉血止血的功效，对尿道炎、前列腺炎、肾盂肾炎、膀胱炎皆有很好的疗效。本品适合前列腺患者日常食用。

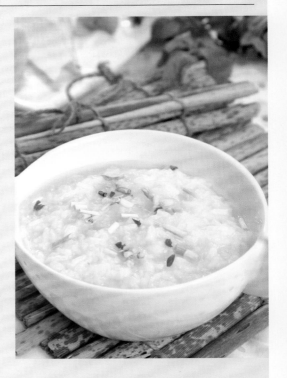

花生松子粥

主料

花生米30克，松子仁20克，大米80克。

配料

盐2克，葱8克。

做法

1. 将大米泡发洗净；松子仁、花生米均洗净；葱洗净，切花。
2. 锅置火上，倒入清水，放入大米煮沸。
3. 加入松子仁、花生米同煮至浓稠状，调入盐拌匀，撒上葱花即可。

功效解读

松子仁可壮阳补骨、滑肠通便；花生米富含多种不饱和脂肪酸，对男性前列腺炎、前列腺增生均有一定的食疗作用。本品适合前列腺炎患者日常食用。

南瓜子小米粥

主料

南瓜子适量，枸杞子10克，小米100克。

配料

盐2克。

做法

1. 将小米泡发，洗净；将南瓜子、枸杞子均洗净备用。

2. 锅置火上，加入适量清水，放入小米，以大火煮沸，倒入南瓜子、枸杞子。

3. 以小火煮至粥呈浓稠状，调入盐拌匀即可。

功效解读

此粥有消炎镇痛、祛痰、调节血压和血糖、杀虫之效，适合糖尿病、高血压、痔疮患者食用，也适合蛔虫病、肾结石、前列腺炎患者食用。

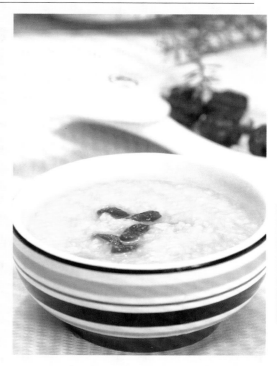

男性补身强壮粥

绿豆苋菜枸杞粥

主料

大米、绿豆各40克，苋菜30克。

配料

冰糖10克，枸杞子5克。

做法

1. 将大米、绿豆均泡发洗净；苋菜洗净，切碎；枸杞子洗净备用。

2. 锅置火上，注入清水，放入大米、绿豆、枸杞子煮至大米、绿豆开花。

3. 待粥煮至浓稠状时，加入苋菜碎、冰糖稍煮。

功效解读

苋菜可清热利湿、凉血止血、止痢；绿豆可清热解毒、消暑利尿。二者合煮为粥，可消炎消肿、解毒、利尿，适合前列腺炎患者食用。

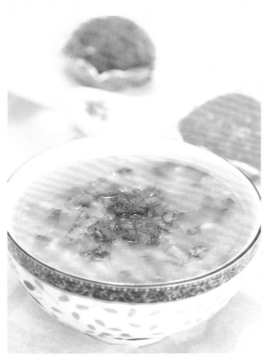

毛豆香菇山药粥

主料

毛豆、香菇各适量，山药30克，大米100克。

配料

白糖9克。

做法

1. 将山药去皮洗净，切块；大米洗净，泡发；毛豆洗净；香菇洗净，切丝。
2. 锅置火上，锅内注清水，放入大米，用大火煮至米粒开花，放入山药块、毛豆、香菇丝。
3. 改用小火煮至粥呈浓稠状，放入白糖即可。

功效解读

毛豆有健脾宽中、清热解毒的功效；山药具有健脾补肺、固肾益精等多种功效；毛豆、香菇、山药、大米合熬成粥，有清热解毒、健脾利湿的功效，适合前列腺炎患者食用。

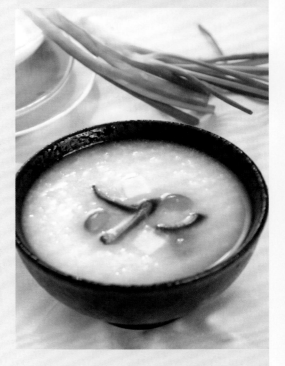

腰果糯米粥

主料

腰果20克，糯米80克。

配料

白糖3克，葱8克。

做法

1. 糯米泡发，洗净；腰果洗净；葱洗净，切花。
2. 锅置火上，倒入清水，放入糯米，以大火煮至米粒开花。
3. 加入腰果同煮至浓稠状，调入白糖拌匀，撒上葱花即可。

功效解读

腰果含有丰富的锌，能补脑养血、补肾健脾，对前列腺增生、前列腺炎患者有很好的食疗作用。

补肾壮肾阳

随着年龄的增加，很多男性出现了肾虚症状，如四肢发冷、头晕耳鸣等。除及时就医外，可通过一些补肾壮阳的粥品来调理身体，如韭菜羊肉粥、桂圆榛子粥等。

 饮食原则

适量食用具有提高肾功能的中药材和食材，如锁阳、生蚝、韭菜、鹿茸等；下焦湿热引起的肾虚患者可选择有清热利湿功效的中药材和食材；忌咖啡、浓茶、酒等；忌食油腻、过甜、过咸的食物。

○ 生活调理

预防肾虚，要从其病因出发：如与恣情纵欲有关，应降低房事频率；如与营养不良或身心过劳等因素有关，应适当补充相关的营养物质，并且在日常生活中注意劳逸结合。

☺ 推荐食材、药材

锁阳 补肾助阳	**鹿茸** 滋阴壮阳	**生蚝** 滋阴潜阳	**韭菜** 温肾助阳
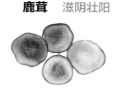	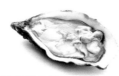	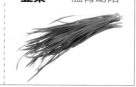	

男性补身强壮粥

推荐好粥

韭菜羊肉粥

主料

韭菜、大米、羊肉各60克。

配料

生姜、料酒、盐各适量。

做法

1. 大米洗净，用清水浸泡1小时；韭菜洗净，切段；羊肉洗净，切成细丁；生姜洗净，去皮，切片。将羊肉用料酒、生姜片、盐腌渍。

2. 锅置火上，注水入锅，以大火烧沸，倒入大米煮沸后转小火熬成稀粥。

3. 加入羊肉丁同煮，待羊肉七成熟时，倒入韭菜段同煮至熟，加入盐调味，继续熬煮5分钟后即可食用。

功效解读

本品具有温补肾阳的功效，适合肾虚者食用。

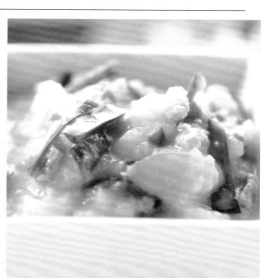

桂圆榛子粥

主料
榛子30克，桂圆肉、玉竹各20克，大米90克。

配料
盐适量。

做法
1. 将榛子去壳，去皮，洗净切碎；桂圆肉、玉竹均洗净；大米泡发，洗净。
2. 锅置火上，注入清水，放入大米，用大火煮至米粒开花；放入榛子碎、桂圆肉、玉竹，用中火煮至熟，加盐调味即可。

功效解读
此粥有壮阳补肾、补益心脾的功效，适合纳食减少、体倦乏力、机体消瘦者及肾虚患者食用。

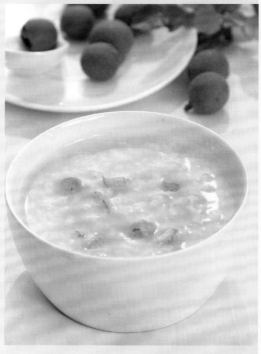

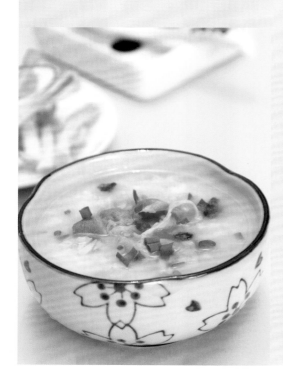

羊肉锁阳粥

主料
锁阳15克，羊肉100克，大米80克。

配料
料酒8毫升，生抽6毫升，生姜末10克，盐3克，枸杞子3克，葱花少许。

做法
1. 将羊肉洗净切片，用料酒、生抽腌渍；大米淘洗好；锁阳洗净；枸杞子洗净备用。
2. 锅置火上，加水和大米，以大火煮沸，下入羊肉片、锁阳、生姜末、枸杞子，转中火一同熬至米粒软散。
3. 转小火熬至粥呈浓稠状，加盐调味，撒入葱花即可。

功效解读
此粥有补肾助阳、益气补虚的功效，适合肾阳虚所致的腰膝酸软、畏寒怕冷者食用。

山药鹿茸山楂粥

主料

山药30克，鹿茸、山楂片各适量，大米100克。

配料

盐2克，青菜丝适量。

做法

1. 山药去皮洗净，切块；大米洗净；山楂片洗净，切丝；鹿茸、青菜丝洗净备用。

2. 将鹿茸入锅，倒入一碗水熬至半碗，取汁装碗待用；原锅注水，下入大米煮至米粒绽开，入山药块、山楂丝同煮。

3. 倒入鹿茸汁，以小火煮至粥浓稠，最后放盐调味，加入青菜丝即可。

功效解读

此粥具有益精壮阳、强筋健骨的功效，适合肾阳虚患者食用。

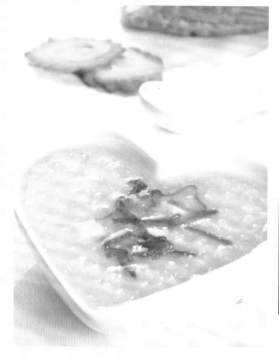

男性补身强壮粥

榛子枸杞粥

主料

榛子仁30克，枸杞子15克，大米50克。

配料

盐、葱花各适量。

做法

1. 将榛子仁洗净；枸杞子洗净泡发；大米洗净泡发。

2. 将榛子仁与枸杞子一同加水煎汁，去渣取汁。

3. 锅置火上，注入清水，下入大米与药汁熬煮。

4. 待粥熟，调入盐，撒上葱花即可。

功效解读

此粥有养肝益肾、明目、开胃消食、补益脾胃的功效，适合纳食减少、体倦乏力、机体消瘦者适量食用。

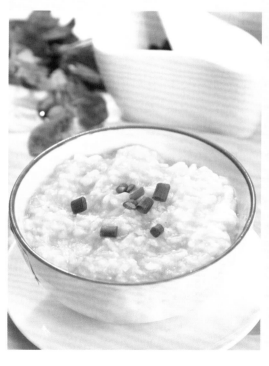

龙凤海鲜粥

主料

螃蟹2只，虾50克，乳鸽1只，生蚝1只，大米100克。

配料

生姜丝、香菜各适量，盐3克。

做法

1. 将螃蟹宰杀，收拾干净，斩块；虾去头尾，去脚，洗净开边；乳鸽宰杀，洗净斩块；生蚝洗净；大米淘洗干净备用。

2. 砂锅中注水烧沸，放入大米煲至七成熟，加入螃蟹、乳鸽块煮沸，煲至乳鸽熟烂。

3. 放入生姜丝、虾、生蚝熬煮片刻，撒上香菜，调入盐即可。

功效解读

螃蟹有清热解毒、养筋活血的功效；乳鸽有滋补肝肾、补气血的功效；香菜有理气温胃的功效。此粥能补气血、益精血，适合肾虚患者食用。

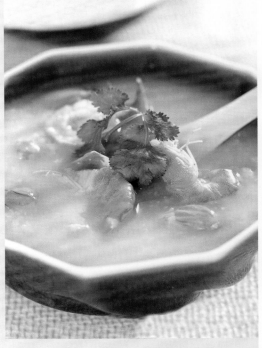

茭白紫菜粥

主料

茭白、紫菜各15克，大米100克。

配料

盐3克，五香粉3克，香油5毫升，葱花、生姜末各少许。

做法

1. 茭白、紫菜均洗净，茭白切小片；大米洗净，泡发。

2. 锅置火上，注清水，入大米，以大火煮沸。

3. 入茭白片、生姜末，用小火煮至粥成，再放入紫菜、盐、五香粉、香油，撒上葱花即可。

功效解读

此粥有利尿消肿、解除酒毒的功效，适合四肢浮肿、小便不利、酒醉不醒及肾虚患者食用。

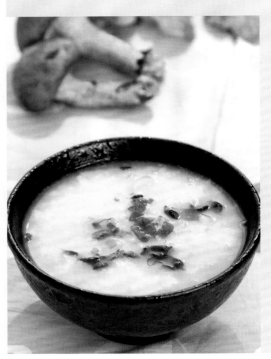

细辛枸杞粥

主料

细辛5克，枸杞子10克，大米50克。

配料

盐2克，葱适量。

做法

1. 大米洗净，泡发；细辛、枸杞子洗净；葱洗净，切成葱花。

2. 锅置火上，倒入清水，放入大米，煮至米粒开花，再加入枸杞子和细辛，转小火熬煮。

3. 待粥煮至浓稠状，调入盐，撒上葱花即可。

功效解读

细辛有散寒止痛、温肺通窍的功效；枸杞子为滋补调养和抗衰老的良药，能治疗虚劳津亏、腰膝酸痛、眩晕耳鸣、内热消渴、血虚萎黄、目昏不明等症。

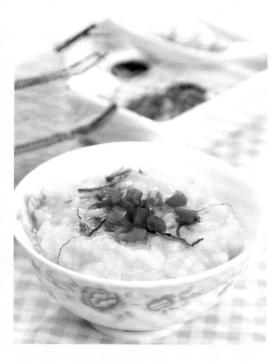

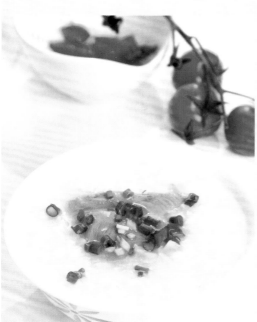

猪脑粥

主料

猪脑1副，大米100克。

配料

生姜末、料酒、盐、葱花各适量。

做法

1. 将大米淘净；猪脑用清水浸泡，洗净。

2. 猪脑装入碗中，加入生姜末、料酒，入锅中蒸熟。

3. 锅置火上，锅中注清水，下入大米，倒入蒸猪脑的原汤；熬至粥将成时，下入猪脑，续煮5分钟，调入盐，撒上葱花即可。

功效解读

猪脑含有丰富的矿物质，能补虚劳、益脑髓。猪脑与大米合熬为粥，能益精补髓，适宜肾虚患者食用。

男性补身强壮粥

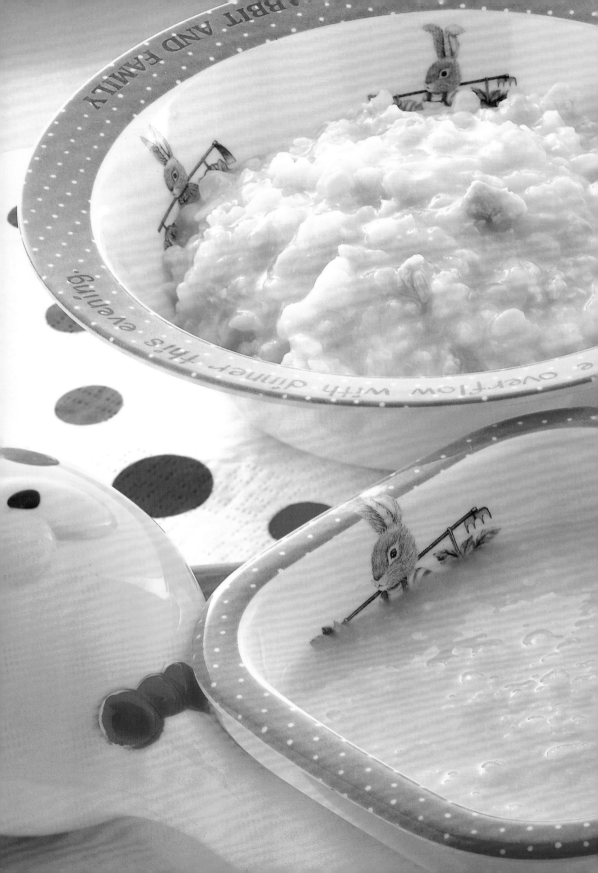

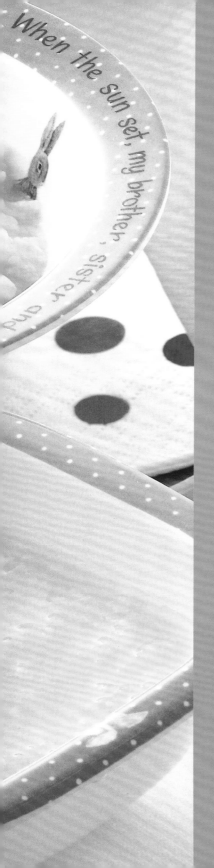

第四章
儿童益智成长粥

粥的质地较为软烂，其中的营养物质易被人体充分吸收，所以很适合处于生长发育阶段的儿童食用。本章针对儿童发育成长过程中遇到的问题，集中介绍了一些适合儿童食用的粥品。须注意，粥虽好，但不可作为主食喂给婴幼儿，因为粥的体积大，对饭量很小的婴幼儿来说营养密度低，长期作为主食食用，会给婴幼儿的健康带来不利影响。

益气补血铁是宝

儿童的成长发育离不开铁，缺铁会给身体带来一系列的负面影响，如身材矮小、智力发育迟缓等。在日常饮食中，父母要注重为儿童选择一些可以益气补血的食材，助益儿童健康成长。

🔍 饮食原则

多吃富含铁元素的食物 食物中的铁有两种存在形式：非血红素铁和血红素铁。非血红素铁主要存在于植物性食物中，由于受其他成分的干扰，被人体吸收的效率较低，如米、面中铁的吸收率只有1%～3%。血红素铁主要存在于动物性食品中，不易受其他食物成分的干扰，吸收率较高。

多吃促进铁吸收的食物 维生素C可以促进人体对铁的吸收，因为维生素C能使食物中的铁转化为能被人体吸收的亚铁。猕猴桃、柑橘类水果及西红柿等都富含维生素C。

⭕ 生活调理

要让儿童养成讲究卫生的好习惯，避免各种感染；要随气候变化及时增减衣物；儿童的饮食宜富含营养，易于消化；饮食有节，避免挑食，也要避免饱食过餐。

☺ 推荐食材、药材

鸡肝 养血明目	**莲藕** 益血生津	**猪心** 养心补血	**葡萄** 益气养血
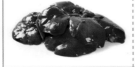	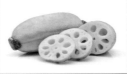		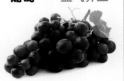

推荐好粥

牛奶玉米粥

主料

玉米粉80克，牛奶120毫升。

配料

白糖5克，枸杞子少许。

做法

1. 枸杞子洗净备用。
2. 锅置火上，倒入牛奶煮至沸后，缓缓倒入玉米粉，搅拌至半凝固。
3. 放入枸杞子，用小火煮至粥浓稠，调入白糖。

功效解读

本品含有丰富的营养物质，能助益儿童生长发育。

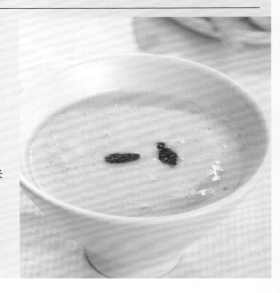

鳝鱼瘦肉粥

主料

鳝鱼50克，猪瘦肉30克，大米80克。

配料

盐3克，料酒、香菜、葱花、生姜末各适量。

做法

1. 将大米洗干净，放入清水中浸泡；鳝鱼洗净后切段，用料酒腌渍去腥；猪瘦肉洗净切片。
2. 锅置火上，注入清水，放入大米煮至五成熟。
3. 放入鳝鱼段、猪瘦肉片、生姜末煮至米粒开花，加盐调匀，撒上葱花、香菜即可。

功效解读

鳝鱼中含有丰富的DHA和卵磷脂，可补脑健身；鳝鱼中维生素A的含量也很高，能改善视力。本品能益气血、补肝肾，非常适合成长发育中的儿童食用。

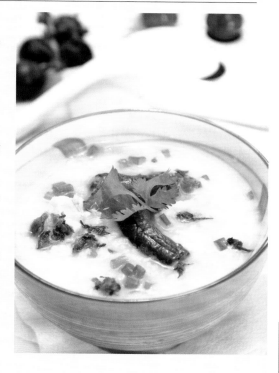

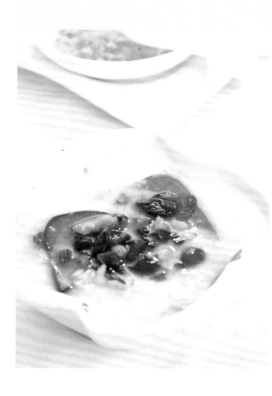

猪肝枸杞粥

主料

猪肝30克，枸杞子10克，大米100克。

配料

盐3克，生姜末、葱花、枸杞叶各适量。

做法

1. 将枸杞子、枸杞叶均洗净；猪肝洗净，切片；大米淘净，泡好。
2. 锅置火上，注清水，下入大米，以大火烧沸后入枸杞子、生姜末，转中火熬至粥将成。
3. 转小火，下入猪肝片、枸杞叶，加盐调味，待猪肝熟透，撒上葱花即可。

功效解读

猪肝有补肝养血、补铁、明目的功效；枸杞子有滋补肝肾、益精明目的功效。儿童食用本品，能补铁养血、促进发育。

儿童益智成长粥

花生鳕鱼粥

主料

鳕鱼肉50克，花生米适量，猪瘦肉20克，大米80克。

配料

盐3克，香菜末、葱花、生姜末、香油各适量。

做法

1. 将大米淘洗干净，放入清水中浸泡30分钟；鳕鱼肉洗净，切片，抹上1克盐略腌；猪瘦肉洗净切末；花生米洗净，泡发。
2. 锅置火上，注入清水，放入大米、花生米煮至五成熟。
3. 放入鳕鱼肉片、猪瘦肉末、生姜末，以小火煮至粥将成，加剩余盐、香油，撒上香菜末、葱花即可。

功效解读

鳕鱼肉富含维生素A、铁、锌、钙、磷等，有养肝补血、强健机体的功效，尤其适合儿童食用。

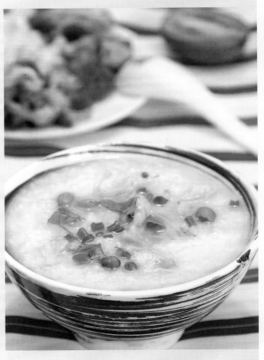

胡萝卜橄榄粥

主料

糯米100克，胡萝卜50克，猪肉80克，橄榄20克。

配料

盐3克，葱花适量。

做法

1. 胡萝卜洗净切丁；猪肉洗净切丝；橄榄洗净；糯米淘净，用清水泡好。
2. 锅置火上，注清水，下入糯米和橄榄煮沸，改中火，放入胡萝卜丁煮至七成熟。
3. 下入猪肉丝熬至粥成，调入盐，撒上葱花。

功效解读

糯米营养丰富，具有补中益气、健脾养胃的功效，对食欲不佳、腹胀腹泻有一定缓解作用；橄榄含蛋白质及磷、铁等矿物质。本粥适合生长发育中的儿童食用。

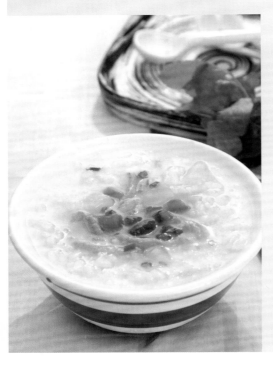

菠菜枸杞粥

主料

菠菜50克，枸杞子15克，大米70克。

配料

盐适量。

做法

1. 大米洗净，用清水浸泡1小时；菠菜洗净，切段，入沸水略焯；枸杞子洗净，用温水泡开。
2. 锅置火上，注入适量清水，以大火烧沸，倒入大米煮沸，加入枸杞子同煮，边煮边搅拌。
3. 再次煮沸后，转小火慢熬至粥变黏稠，加入菠菜段和盐，稍煮片刻即可。

功效解读

菠菜富含类胡萝卜素、维生素C、维生素K及钙、铁等矿物质，具有滋阴平肝、补血止血的功效；枸杞子则能养肝滋肾、益精明目。本粥适合儿童食用。

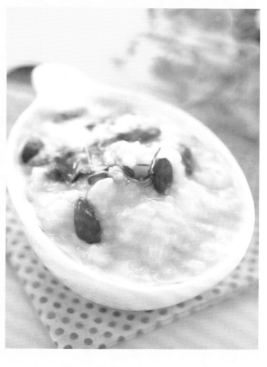

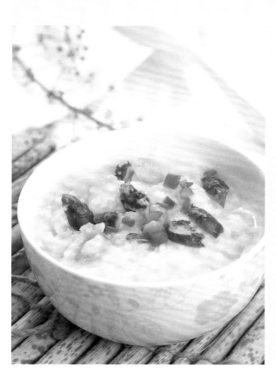

红枣桂圆粥

主料

大米100克，桂圆肉、红枣各20克。

配料

红糖10克，葱花少许。

做法

1. 将大米淘洗干净，放入清水中浸泡；将桂圆肉、红枣洗净备用。
2. 锅置火上，注入适量清水，放入大米，煮至粥将成。
3. 放入桂圆肉、红枣煨煮至粥变浓稠，加红糖调匀，撒上葱花即可。

功效解读

红枣具有补气血、提高免疫力的功效；桂圆肉、红糖也有补血作用。本品对预防儿童缺铁性贫血有一定食疗效果。

儿童益智成长粥

莲藕肉丁粥

主料

大米100克，莲藕、猪瘦肉各20克。

配料

盐适量。

做法

1. 将莲藕洗净，切成小块备用。

2. 猪瘦肉洗净，切成小丁；大米洗净，泡发。

3. 将所有原料混合后放入锅中，加水熬煮，直到肉熟米烂，加盐调味后即可食用。

功效解读

莲藕可补益脾胃、益血生肌，猪瘦肉有补肾养血的功效。本品可益气补血，适合成长发育中的儿童食用。

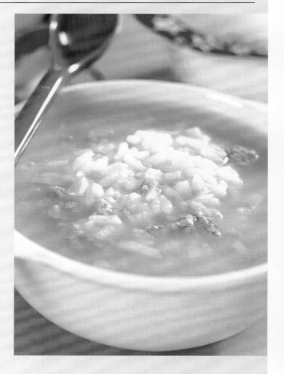

葡萄梅干粥

主料

大米100克，牛奶20毫升，黑芝麻、葡萄、梅干各适量。

配料

冰糖、葱花各适量。

做法

1. 将大米洗净备用；梅干洗净，去核；葡萄去皮，去籽备用。

2. 锅置火上，注入清水，加入大米、黑芝麻、牛奶、葡萄、梅干同煮。

3. 待粥将熟时加入冰糖稍煮，最后撒上葱花。

功效解读

葡萄营养丰富，所富含的葡萄糖极易被人体吸收，同时富含矿物质和维生素，有益气补血、开胃生津之效。此粥尤其适合儿童食用，有补铁健胃、助消化的功效。

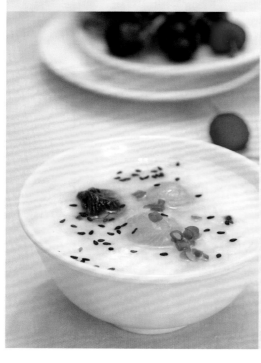

莲藕糯米粥

主料

莲藕、花生米、红枣各15克，糯米90克。

配料

白糖6克。

做法

1. 糯米泡发，洗净；莲藕洗净，切片；花生米洗净；红枣去核，洗净，切块。

2. 锅置火上，注入清水，放入糯米、藕片、花生米、红枣块，用大火煮至米粒开花。

3. 改用小火煮至粥呈浓稠状，加入白糖调味即可。

功效解读

本品含有丰富的蛋白质、有机酸、矿物质等营养成分，有健脾养胃、益气补血的功效，适合脾虚的儿童食用。

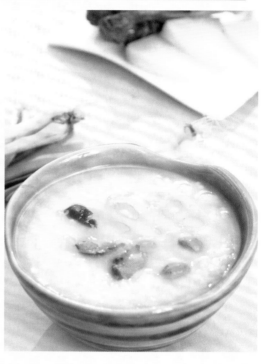

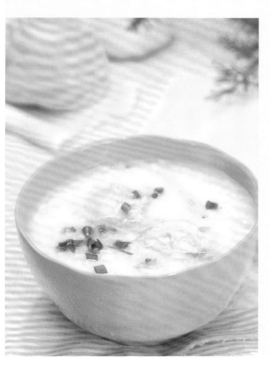

鱼片蒜香粥

主料

龙利鱼肉50克，蒜5瓣，大米100克。

配料

盐3克，生姜丝、香油、葱花各适量。

做法

1. 大米淘洗干净，加水浸泡35分钟；龙利鱼肉洗净，切片，抹上1克盐略腌；蒜去皮，洗净，切末。

2. 锅置火上，放入大米，加适量清水以中火煮至五成熟。

3. 放入龙利鱼片、生姜丝、蒜末煮至米粒开花，加入剩余的盐、香油调匀，撒上葱花即可。

功效解读

龙利鱼片富含铁、锌等微量元素；蒜可以抗菌消炎。常食本品，有益儿童身体健康。

儿童益智成长粥

红枣带鱼糯米粥

主料

糯米80克,红枣20克,带鱼50克。

配料

盐3克,香油、料酒、葱花各适量。

做法

1. 将糯米洗净泡软;带鱼处理好后洗净,切小块,用料酒腌渍去腥;红枣洗净,去核。
2. 锅置火上,注入清水,放入糯米、红枣煮至六成熟。
3. 放入带鱼块煮至粥变浓稠,加盐、香油调味,撒上葱花即可。

功效解读

带鱼富含优质蛋白及钙、磷、铁、锌等营养物质。常食本粥,可为儿童的生长发育打下良好基础。

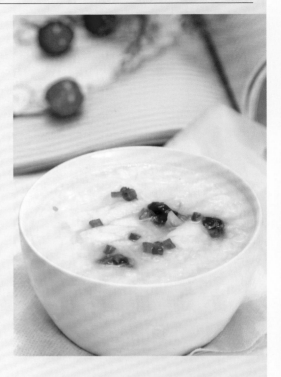

姜丝牛肉粥

主料

白粥1碗,牛肉100克。

配料

盐3克,葱1根,生姜1块。

做法

1. 牛肉洗净切块;生姜洗净切丝;葱洗净,切花。
2. 锅置火上,白粥倒入锅中,加适量清水,煮沸后加生姜丝、牛肉块,煮20分钟。
3. 煮至粥变浓稠后撒上葱花即可。

功效解读

牛肉可补脾胃、强筋骨,能调治虚损赢瘦、脾弱不运、筋骨酸软等症。本品适合成长发育中的儿童食用。

猪心猪肝粥

主料

白粥1碗，猪肝20克，猪心25克。

配料

盐3克，生姜、葱各适量。

做法

1. 猪肝、猪心洗净，切成小薄片；生姜洗净，切丝；葱洗净，切花。

2. 锅置火上，加水烧沸，放入猪肝、猪心焯烫至熟，捞出沥水。

3. 将白粥倒入锅内烧热，加入盐、猪肝、猪心、生姜丝，沸后续煮2分钟，撒上葱花即可。

功效解读

猪肝富含维生素A和微量元素铁、锌、铜，还富含蛋白质、卵磷脂，有利于儿童的智力和身体发育；猪心则可以增强心肌功能，有利于心脏疾病的恢复。本粥适合生长发育中的儿童食用。

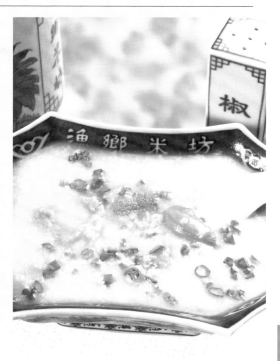

儿童益智成长粥

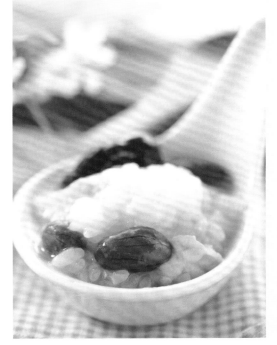

花生红枣蛋花粥

主料

花生米20克，红枣5颗，鸡蛋1个，糯米100克。

配料

白糖适量。

做法

1. 糯米洗净，用清水浸泡2小时；花生米、红枣用温水泡开，红枣去核；鸡蛋磕入碗中，调匀。

2. 锅置火上，注入适量清水，以大火烧沸，倒入糯米、花生米、红枣同煮至沸腾后转小火慢熬。

3. 待粥快熟时，将鸡蛋液倒入粥中，加入白糖调味即可。

功效解读

花生米和鸡蛋都富含铁元素；糯米和红枣则为补气活血的佳品。上述材料同熬为粥食用，补血效果更为显著，适合儿童经常食用。

鸡肝粥

主料

大米100克，鸡肝80克。

配料

生抽10毫升，生姜20克，盐3克，香油5毫升，葱适量。

做法

1. 大米洗净，泡好；生姜去皮，一半切片，一半切末；葱洗净切花；鸡肝洗净切片。
2. 鸡肝放入碗中，加入生姜末及生抽拌匀，腌15分钟备用。
3. 锅置火上，放入大米，加入适量水煮至软烂，加入鸡肝和生姜片煮熟，最后加盐调味，撒上葱花，淋上香油即可。

功效解读

鸡肝富含铁，还含有蛋白质、钙、磷、锌、维生素A、B族维生素等营养成分。经常食用本粥，对儿童神经发育很有好处。

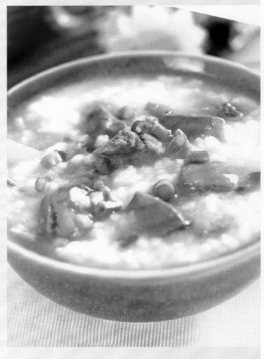

百合粥

主料

干百合10克，大米80克。

配料

冰糖适量。

做法

1. 将大米洗净泡好；干百合泡发好，洗净。
2. 锅置火上，注入清水，下入大米和百合，用大火烧沸后，改小火煮40分钟。
3. 待粥煮至浓稠后放入冰糖调味即可。

功效解读

百合富含蛋白质、脂肪、还原糖、淀粉及钙、磷、铁等营养成分。中医认为百合有养心安神、润肺止咳的功效；大米可补中益气、健脾和胃。此粥不仅适合生长发育中的儿童食用，也适合有热咳、干咳症状的成年人食用。

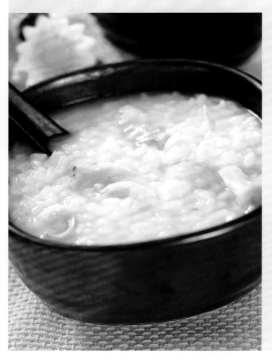

枸杞鱼片粥

主料

鲷鱼肉30克，香菇丝、笋丝各10克，米饭100克。

配料

枸杞子5克，盐适量。

做法

1. 鲷鱼肉洗净，切薄片；枸杞子泡发，洗净。

2. 将香菇丝、笋丝、米饭一起放入煮锅，加适量清水熬成粥。

3. 加入枸杞子、鲷鱼片煮熟，调入盐即可。

功效解读

鲷鱼肉质柔软，含有丰富的蛋白质、烟酸及多种矿物质，可以补充人体所需营养，并能增强体质。本品适合成长发育中的儿童食用。

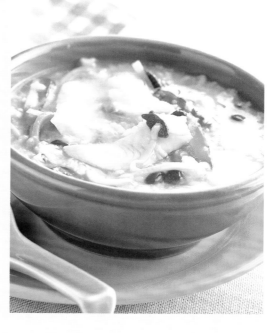

儿童益智成长粥

核桃仁粥

主料

核桃100克，大米80克。

配料

白糖5克。

做法

1. 将核桃拍碎，取仁备用。

2. 核桃仁洗净，大米洗净泡发。

3. 锅置火上，将核桃仁、大米与适量清水加入锅中，用大火烧沸，再转用小火熬煮成粥，调入白糖即可。

功效解读

核桃仁具有补肾温肺、润肠通便的功效。常食核桃仁粥，不仅有利于补充身体发育所需的铁元素，还有利于儿童的大脑发育。

双目炯炯看得远

科学用眼能够保护儿童视力；若存在不当的用眼习惯，则会对儿童的视力产生一定影响。中医认为，近视、散光等问题其实可以通过日常合理饮食达到改善的目的，如排骨粥、玉米南瓜包菜粥等都对保护儿童视力很有好处。

🔍 饮食原则

父母在饮食方面应尽量让儿童少吃甜食，不挑食，不偏食，注意多清淡，少油腻，荤素食材适当搭配。多食富含营养的食物，如猪肝、瘦肉、蛋类、大豆及其制品、新鲜蔬菜、水果等。

♥ 生活调理

`合适的光线亮度` 在用眼强度很大的学习环境中，光线不佳是影响儿童视力的重要因素。

`保持良好的用眼姿势` 近距离用眼姿势是导致近视的另一个重要因素。读书时，坐姿要端正，书本应放在距眼睛30cm左右的地方。

`增加户外活动` 多参加一些户外活动，这样可以促进眼部血液循环，帮助放松眼部肌肉和神经，对儿童视力起到保护作用。

☺ 推荐食材、药材

排骨 益精补血	包菜 益脾醒神	蓝莓 保护视力	贡梨 润燥生津
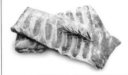	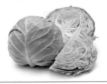	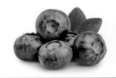	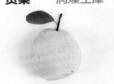

推荐好粥

排骨粥

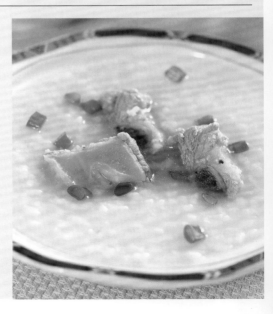

`主料`
大米50克，排骨200克。

`配料`
香油10毫升，盐5克，葱适量。

`做法`

1. 大米洗净，加水浸泡1小时以上；排骨洗净斩块；葱洗净，切花。
2. 锅置火上，加适量清水，将大米入锅煮沸，再放入排骨块熬至粥呈浓稠状。
3. 加盐调味，撒上葱花，淋入香油即可。

`功效解读`
排骨可滋阴健脾、益精补血；大米可补中益气、健脾养胃。本品对改善儿童视力有一定效果。

玉米南瓜包菜粥

主料

大米90克，玉米粒、南瓜、包菜各适量。

配料

盐3克。

做法

1. 玉米粒洗净；南瓜去皮，去瓤，洗净，切块；包菜洗净，切丝；大米泡发，洗净。
2. 锅置火上，注入清水，放入大米用大火煮至米粒开花，放入包菜丝、南瓜块、玉米粒。
3. 用小火煮至粥成，调入盐即可食用。

功效解读

玉米含有维生素A，可明目；南瓜可补中益气、消炎止痛；大米可补中益气、健脾养胃。本品对改善儿童视力有一定功效。

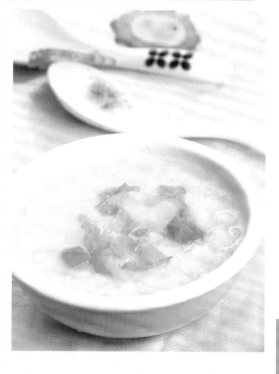

木瓜粥

主料

大米80克，木瓜适量。

配料

盐2克，葱、胡萝卜丁各适量。

做法

1. 将大米泡发，洗净；木瓜去皮，去瓤，洗净，切小块；葱洗净，切花。
2. 锅置火上，注入清水，放入大米熬煮。
3. 煮至粥浓稠时，下入木瓜块、胡萝卜丁和盐，撒上葱花即可食用。

功效解读

木瓜可消暑解渴、润肺止咳；胡萝卜富含维生素A，可养肝明目。经常食用本品，对改善儿童视力有一定功效。

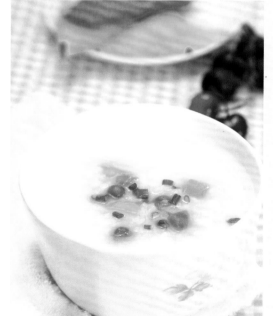

儿童益智成长粥

枸杞红枣麦片粥

主料

麦片100克，枸杞子20克，红枣50克。

配料

妙脆角30克。

做法

1. 枸杞子洗净备用；红枣洗净，去核备用。
2. 将麦片倒入碗中，加入枸杞子及红枣，冲入200毫升沸水，加盖闷3分钟。
3. 加入妙脆角，搅拌均匀即可食用。

功效解读

麦片营养丰富，可以增强儿童的免疫力；在粥里加入枸杞子和红枣，有养血明目的效果；增添妙脆角之后，本粥口感更好，很受儿童喜欢。

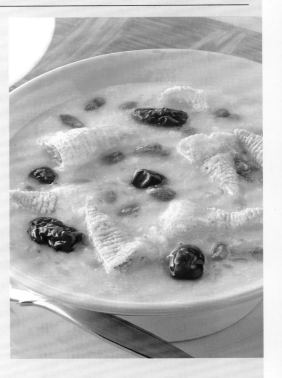

鸡蛋黄花菜粥

主料

鸡蛋1个，干黄花菜20克，大米100克。

配料

盐3克，香油、葱花各少许。

做法

1. 将大米淘洗干净，用清水浸泡；将干黄花菜洗净后焯水。
2. 锅置火上，注入清水，放入大米煮至八成熟。
3. 放入黄花菜煮至粥浓稠，磕入鸡蛋，打散后略煮，加盐、香油调匀，撒上葱花即可。

功效解读

黄花菜性平味甘，有清热利湿、消食、明目、安养五脏等功效，尤其适合目赤肿痛、躁郁不安的儿童食用。

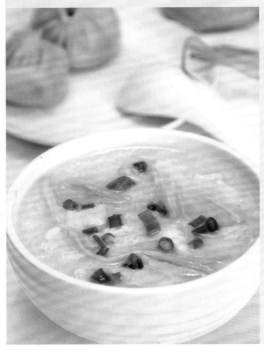

香蕉菠萝薏米粥

主料

大米60克，薏米40克，红枣2颗，香蕉、菠萝各适量。

配料

白糖6克。

做法

1. 将大米、薏米均泡发洗净；将菠萝去皮洗净，切块；将香蕉去皮，切片；红枣去核，洗净备用。
2. 锅置火上，注入清水，放入大米、薏米用大火煮至米粒开花。
3. 放入菠萝块、香蕉片和红枣，改小火煮至粥成，调入白糖即可。

功效解读

香蕉具有润肠通便的功效，同时能缓解眼部疲劳；菠萝可以改善局部血液循环。经常食用本粥，有助于保护儿童视力。

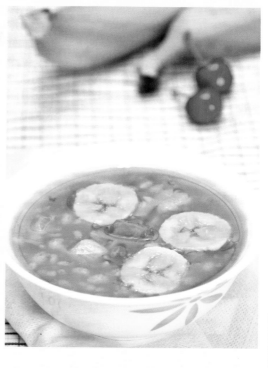

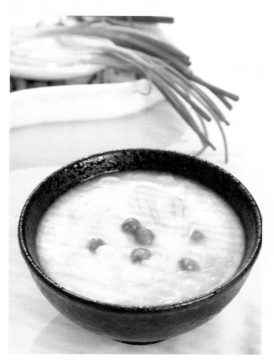

贡梨豌豆粥

主料

贡梨、豌豆各适量，大米90克。

配料

白糖5克。

做法

1. 将大米泡发洗净；将贡梨去皮，去核，洗净，切块；将豌豆洗净。
2. 锅置火上，注入清水，放入大米、豌豆，煮至米粒开花后，加入贡梨块熬煮。
3. 改用小火煮至粥浓稠时，调入白糖即可。

功效解读

贡梨的营养很丰富，富含蛋白质、钙、维生素A等营养物质。儿童经常食用贡梨，能预防视力下降。

儿童益智成长粥

99

开胃消食发育好

小儿厌食症是指在比较长的时间里（一般超过2个月），儿童出现食欲减退或消失的症状，此时宜为儿童选择一些有开胃消食作用的粥品，如牛腩香米粥等。

🔍 饮食原则

多食用具有健脾开胃功效的食物，如薏米、香菇、牛肉、山药等；在刺激食欲方面，各种调料作用独到，不妨根据儿童的口味进行选择；三餐前禁食各类甜食或饮料；三餐要有规律，应定时定量，切忌暴饮暴食；儿童爱吃的食物不要任其多吃，也不要在儿童不想吃东西的时候强制他吃。

❤ 生活调理

放松精神，减缓生活节奏 儿童过度紧张、焦虑和缺乏安全感都会导致厌食，如一些儿童刚入托、入学时，会因为心理紧张出现厌食；注意气候变化，天气闷热或夏季酷热也可能导致儿童厌食。

☺ 推荐食材、药材

牛腩 补益脾胃	**白萝卜** 下气消食	**鸡内金** 健胃消食	**小白菜** 通利肠胃
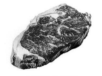	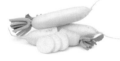	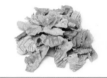	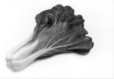

推荐好粥

牛腩香米粥

主料

香米100克，牛腩50克，小白菜10克。

配料

盐适量。

做法

1. 将香米洗净，浸泡一会儿，捞出沥干；将牛腩洗净，切末；将小白菜洗净切丝。
2. 锅置火上，注入清水，倒入香米、牛腩末煮熟，放小白菜丝后，改小火，边煮边搅动。
3. 待熟后加盐调味即可。

功效解读

牛腩可调理气血虚弱、面色萎黄；香米能补中益气、健脾养胃。本品可改善儿童食欲不振的症状，适合生长发育中的儿童食用。

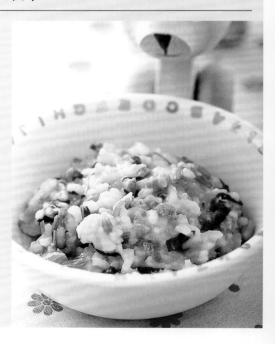

玉米碎肉粥

主料

大米100克，玉米粒50克、猪肉80克。

配料

盐、五味子、鸡内金各适量。

做法

1. 大米洗净，浸泡10分钟；玉米粒洗净；猪肉洗净切末；五味子、鸡内金洗净备用。

2. 五味子、鸡内金放入锅中，加适量清水熬出药汁，滤渣取汁备用。

3. 另起锅置火上，加适量清水，放入大米、玉米粒、猪肉末及药汁煮至粥变浓稠。

4. 加盐调味，盛碗内即可。

功效解读

玉米有开胃益智、调理中气等功效；大米可补中益气、健脾养胃；五味子和鸡内金均有消食的作用。本粥适合厌食的儿童食用。

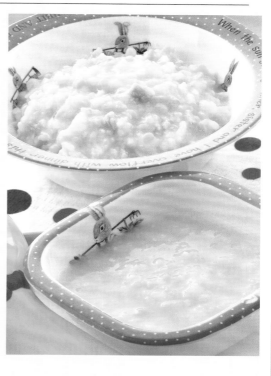

四季豆粥

主料

白粥1碗，四季豆、猪肉各50克。

配料

盐适量。

做法

1. 四季豆掰去头尾，撕除老筋，洗净切圈；猪肉洗净，切末。

2. 锅置火上，倒入适量清水，下入四季豆圈、猪肉末煮熟。

3. 调入盐，起锅盛入白粥内，搅匀即可。

功效解读

四季豆有调和脏腑、安养精神、健脾益气、消暑化湿和利水消肿的功效；猪肉有补气养血、滋阴润燥的功效。本品适合食欲不振的儿童食用。

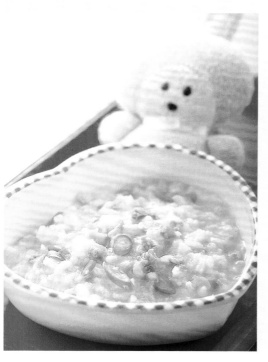

儿童益智成长粥

安神助眠精神好

儿童睡眠失调包括难入睡、夜间多醒等。睡眠失调和儿童生理、心理因素有关，是儿童自身特点和外界环境，如父母的育儿方式、饮食等因素相互作用的结果。此时宜为儿童选择具有安神助眠效果的粥品，如酸枣仁粥、小米红枣粥等。

饮食原则

在饮食上，不要给儿童吃过于油腻的食物，因为油腻的食物会影响儿童胃肠的消化吸收，使神经中枢长时间处于工作状态，不利于儿童入睡；不要给儿童吃含咖啡因的饮料或食物，咖啡因会刺激神经系统，引起兴奋，自然很难入睡；要少给儿童吃易胀气的食物；少吃辛辣食物，因为儿童的胃肠还很娇嫩，辣椒、生蒜及生洋葱等食物会造成儿童胃部有灼热感，进而干扰睡眠。

生活调理

为儿童营造良好的生活环境。家长的作息、生活习惯与儿童息息相关，家长作息不规律或是太过嘈杂的环境等，都有可能令儿童产生睡眠障碍；家长要注意调节自己的情绪，家长过于紧张的情绪将直接影响儿童的情绪与睡眠质量。

☺ 推荐食材、药材

酸枣仁 安神敛汗

麦仁 养心安神

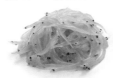

银鱼 养阴补虚

蜂蜜 润燥安神

推荐好粥

酸枣仁粥

主料

酸枣仁15克，大米100克。

配料

盐、白糖各适量。

做法

1. 将酸枣仁和大米泡发，洗净备用。
2. 锅置火上，放适量清水，加入大米煮至粥将熟，加入酸枣仁，再煮片刻。
3. 调入盐和白糖调味即可。

功效解读

酸枣仁含有脂肪油、蛋白质、植物甾醇及皂苷等营养物质，有宁心安神、养心益肝的作用。酸枣仁搭配大米熬粥，可改善儿童睡眠失调的症状。

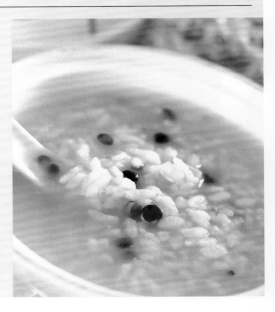

麦仁银鱼粥

主料

银鱼60克，麦仁50克。

配料

盐5克，葱15克。

做法

1. 将银鱼冲洗干净，沥干水分；麦仁洗净，泡水1小时；葱洗净，切花备用。

2. 锅置火上，注入清水，放入麦仁，用大火煮沸，转小火煮至软烂。

3. 加入银鱼，调入盐稍煮，撒上葱花拌匀。

功效解读

麦仁有养心益肾、除烦止渴的功效；银鱼可和胃健脾、补气润肺。二者合熬为粥，是睡眠不佳儿童的滋补佳品。

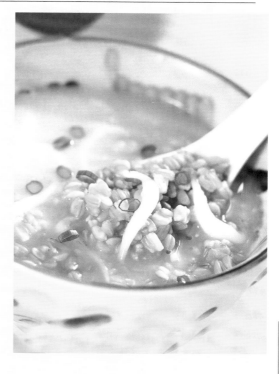

小米红枣粥

主料

小米100克，红枣15克。

配料

蜂蜜适量。

做法

1. 将红枣洗净去核，切成小块。

2. 将小米入清水中泡发，洗净。

3. 锅置火上，加入清水，将小米放入锅内煮沸，加入红枣块稍煮，调入蜂蜜即可。

功效解读

小米含有容易被人体消化吸收的淀粉，而现代医学发现，其所含的色氨酸会使人产生睡意。所以，小米红枣粥是很好的安眠食品，尤其适合有睡眠障碍的儿童食用。

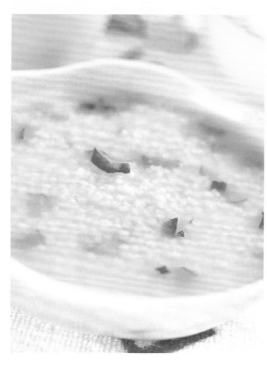

青菜枸杞牛奶粥

主料

大米80克，青菜、枸杞子、牛奶各适量。

配料

白糖3克。

做法

1. 将大米泡发洗净；青菜洗净，切丝；枸杞子洗净。
2. 锅置火上，倒入适量清水，放入大米煮至米粒开花。
3. 加入牛奶、青菜丝、枸杞子同煮至呈浓稠状，调入白糖拌匀即可。

功效解读

牛奶有补虚损、益肺胃、镇静安神的功效；枸杞子有养肝滋肾的功效。儿童常食本品，有助于镇静安神，改善睡眠质量。

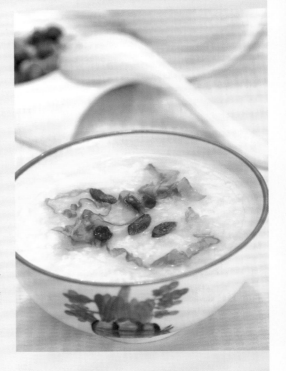

香菇燕麦粥

主料

燕麦60克，香菇、白菜各适量。

配料

盐2克，葱8克。

做法

1. 将燕麦泡发洗净；香菇洗净，切片；白菜洗净，切丝；葱洗净，切花。
2. 锅置火上，倒入适量清水，放入燕麦，以大火煮沸。
3. 加入香菇片、白菜丝同煮至粥呈浓稠状，调入盐拌匀，撒上葱花即可。

功效解读

燕麦能促进胃肠蠕动，养脾，养心，敛汗；白菜可通利肠胃。本品有养心安神、除烦助眠的功效。

补钙壮骨长得高

钙对儿童的生长发育意义重大，儿童在轻微缺钙或缺钙早期，可能会有以下表现：脾气怪，爱哭闹，睡眠不宁，醒后哭闹，出汗多。严重缺钙的儿童，可能会出现四肢抽筋的现象。此时儿童适宜食用枸杞南瓜粥、紫菜虾仁粥等有补钙壮骨作用的粥品。

饮食原则

在日常饮食中，生长发育期的儿童适宜食用鱼类、牛奶、乳酪、菠菜、黄豆芽、紫菜、松子仁、糙米、胡萝卜、豆腐等食材。

生活调理

多晒太阳 晒太阳能够帮助人体合成维生素D，进而帮助人体吸收钙质，使儿童骨骼发育得健壮结实。多晒太阳，对婴儿软骨病、佝偻病有一定的预防作用。

适量运动 运动可以促进儿童身体发育和胃肠道蠕动，而且可以增进儿童食欲，有利于其吸收食物中的钙质；运动还能刺激儿童体内的代谢，从而令骨组织加速生长。

☺ 推荐食材、药材

白糖 补脾养胃	虾仁 益气补虚	紫菜 补血强身	糙米 补中益气
	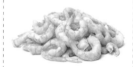	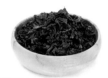	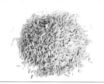

推荐好粥

枸杞南瓜粥

主料

南瓜50克，大米100克，枸杞子15克。

配料

白糖5克。

做法

1. 将大米泡发洗净；南瓜去皮，去瓤，洗净，切块；枸杞子洗净。
2. 锅置火上，注入清水，放入大米，用大火煮至米粒绽开。
3. 放入枸杞子、南瓜块，用小火煮至粥成，调入白糖即可。

功效解读

本粥可以有效促进胃肠蠕动，利于对钙质的吸收，故适合处于生长发育期的儿童食用。

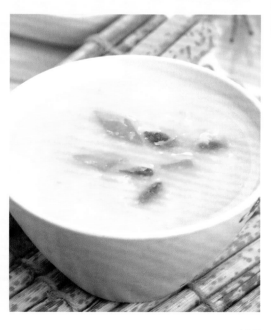

肉末紫菜豌豆粥

主料

猪肉50克，紫菜20克，豌豆、胡萝卜各30克，大米100克。

配料

盐3克。

做法

1. 紫菜泡发，洗净；猪肉洗净，剁成末；大米淘净，泡好；豌豆洗净；胡萝卜洗净，切小丁。

2. 锅置火上，注清水，放大米、豌豆、胡萝卜丁，以大火烧沸，下入猪肉末煮至熟。

3. 以小火将粥熬好，放入紫菜拌匀，调入盐调味即可。

功效解读

紫菜含碘量很高，可用于调治因缺碘引起的甲状腺肿大。本品富含胆碱、钙和铁，能增强记忆力，促进骨骼、牙齿生长。

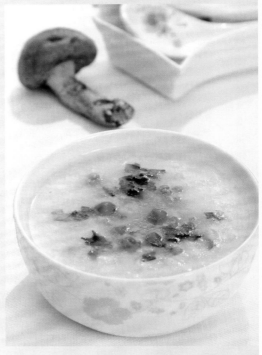

紫菜虾仁粥

主料

紫菜、虾仁、松子仁各15克，大米100克。

配料

盐适量。

做法

1. 将大米洗净，用清水浸泡1小时；紫菜撕小块，用清水泡开，洗净；虾仁、松子仁分别用清水洗净，沥干。

2. 锅置火上，注入适量清水，以大火烧沸，倒入大米煮沸后转小火熬20分钟。

3. 加入紫菜、虾仁、松子仁同煮至粥变黏稠，加入盐调味即可食用。

功效解读

紫菜富含蛋白质及钙、磷、铁等营养成分；虾仁有益气补虚、健胃补肾的功效，是强身健体的食疗佳品。儿童常食此粥，有助于生长发育。

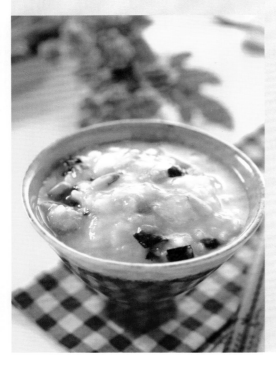

糙米花生粥

主料

糙米150克，花生米50克。

配料

盐适量。

做法

1. 将糙米、花生米均洗净，泡发15分钟，倒入搅拌机中搅碎。
2. 锅置火上，放清水，以大火煮沸，将搅碎的糙米、花生米倒入煮熟。
3. 加盐调味即可。

功效解读

糙米富含蛋白质、膳食纤维、维生素及钙、铁、磷等矿物质，加上富含卵磷脂和多种维生素的花生米，对儿童的健康成长十分有益。

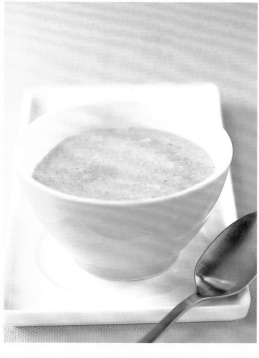

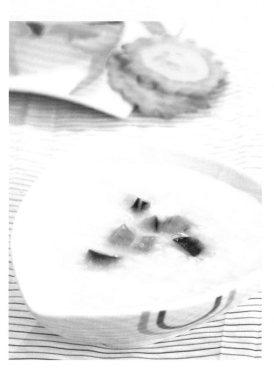

黄瓜胡萝卜粥

主料

黄瓜、胡萝卜各15克，大米90克。

配料

盐3克。

做法

1. 将大米泡发洗净；黄瓜、胡萝卜洗净，切丁。
2. 锅置火上，注入适量清水，放入大米，煮至米粒开花。
3. 放入黄瓜丁、胡萝卜丁，改用小火煮至粥成，调入盐即可。

功效解读

胡萝卜有"小人参"之称，富含葡萄糖、淀粉、胡萝卜素及钾、钙、磷等，尤其富含铁。本品有较强的、增强人体免疫力的作用，适合成长发育中的儿童食用。

儿童益智成长粥

107

暖暖小粥护安康

儿童在成长过程中难免会生病，对于某些小毛病，家长不必过于担心，也不用带儿童去打针吃药，比如冬天受了寒，也许让他喝下一碗热粥，出一身汗，就会恢复健康了。

🔍 饮食原则

儿童生病时，要注意及时给他补充水分，饮食上尽量选择一些有营养、好消化的食物，如添加了各种有益食材的热粥就是很好的能量来源。

❤ 生活调理

注意休息 要让生病的儿童保持充分休息。休息好了，身体才能快速恢复健康。

保持通风环境 尽量让儿童处于安静且通风良好的环境中。

适当运动 当儿童精神状态好转后，带他去适当运动，到户外晒晒太阳，有利于尽快恢复健康。

☺ 推荐食材、药材

胡椒 驱寒暖胃	**刀豆** 温中下气	**鳜鱼** 补血养气	**香菜** 祛风解毒
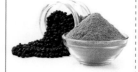	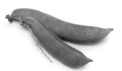	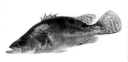	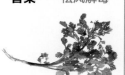

推荐好粥

茯苓红枣粥

主料

茯苓粉20克，大米50克，红枣10克。

配料

白糖、葱花各适量。

做法

1. 大米洗净泡发；红枣洗净，去核。
2. 锅置火上，注入清水，下入大米、红枣同煮。
3. 待粥将熟时，下入茯苓粉和白糖，撒上葱花。

功效解读

茯苓有渗湿利水、健脾和胃、宁心安神的功效，可用来治疗小便不利、水肿胀满、呕逆、泄泻、惊悸等症；红枣有健脾养血的功效。二味合一，使此粥具有利水渗湿、健脾益胃的功效，适合脾胃虚弱的儿童食用。

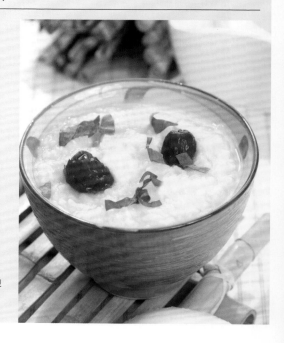

玉米山药粥

主料

玉米粒80克，大米100克，山药适量。

配料

玉米须适量，盐2克。

做法

1. 将玉米粒泡发洗净；山药去皮，洗净，切丁；玉米须洗净备用；大米泡发，洗净备用。

2. 锅置火上，注入适量清水，放入大米、玉米粒、山药丁煮沸。

3. 放入玉米须，煮至粥浓稠，调入盐拌匀即可。

功效解读

玉米须有利尿泄热、平肝利胆的功效；山药有健脾补肾的功效。本粥有清热、利尿、平肝的功效，适合肝阳上亢所致头痛、目赤的儿童食用。

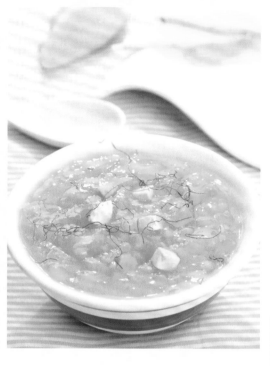

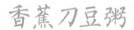

香蕉刀豆粥

主料

大米100克，香蕉、刀豆各适量。

配料

白糖5克。

做法

1. 将大米泡发洗净；香蕉去皮，碾成糊状待用；刀豆洗净，去老筋，切小片。

2. 锅置火上，注入清水，放入大米煮至米粒开花，放入香蕉糊、刀豆片。

3. 改小火，慢慢熬制成粥后，调入白糖即可。

功效解读

香蕉有润肠通便、强身健体的功效；刀豆有温中下气的功效。本粥适合排便不畅的儿童食用。

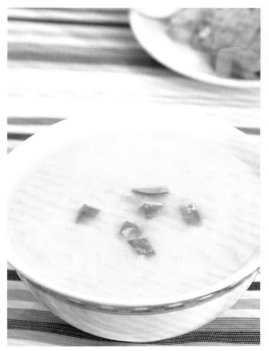

儿童益智成长粥

109

猪肉紫菜粥

主料
大米100克，紫菜20克，猪肉80克。

配料
皮蛋、盐、胡椒粉、葱花、枸杞子各适量。

做法
1. 大米洗净，放入清水中浸泡；猪肉洗净切末；皮蛋去壳，洗净切丁；紫菜泡发后撕碎；枸杞子洗净备用。
2. 锅置火上，注入清水，放入大米煮至五成熟。
3. 放入猪肉末、皮蛋丁、紫菜、枸杞子煮至米粒开花，加盐、胡椒粉调匀，撒上葱花即可。

功效解读
紫菜有化痰软坚、清热利水、补肾养心的功效；猪肉有补虚强身、滋阴润燥的功效。此粥有利水消肿、滋阴养心的功效，适合燥热心烦的儿童食用。

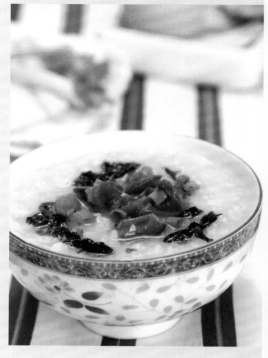

鳜鱼糯米粥

主料
糯米80克，鳜鱼肉块50克，猪五花肉20克。

配料
枸杞子、生姜丝各少许，盐、香油、料酒、葱花各适量。

做法
1. 糯米洗净，用清水浸泡；鳜鱼肉块洗净，用料酒腌渍以去腥；猪五花肉洗净后切小块，蒸熟备用；枸杞子洗净备用。
2. 锅置火上，注入清水，放入糯米煮至五成熟。
3. 放入鳜鱼肉块、猪五花肉块、枸杞子、生姜丝，以小火煮至米粒开花，加盐、香油调匀，撒上葱花即可。

功效解读
本品能补益虚劳、健脾养胃，适用于反胃、食欲不振的儿童食用。

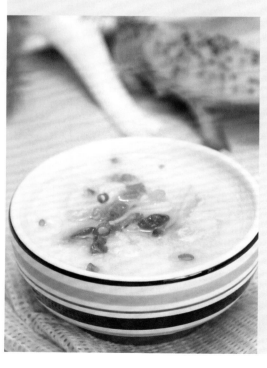

陈皮粥

主料

陈皮15克，大米100克。

配料

葱花适量。

做法

1. 将陈皮洗净，研为细末；将大米洗净，用清水浸泡。

2. 锅置火上，加入适量清水，以大火烧沸后放入大米，转小火熬煮至米粒开花；待粥将熟时放入陈皮末搅拌均匀，撒上葱花即可。

功效解读

陈皮有理气健脾、燥湿化痰的功效，能调理由脾胃气滞所致的厌食。其与大米煮出的粥，有理气健胃、化痰止咳的功效，对脾胃气滞、脘腹胀满、消化不良、食欲不振的儿童有一定的食疗效果。

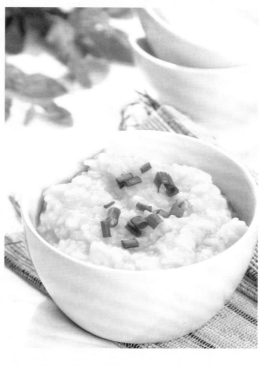

儿童益智成长粥

香菜大米粥

主料

香菜适量，大米90克。

配料

红糖5克。

做法

1. 大米泡发洗净；香菜洗净，切成细末。

2. 锅置火上，注入清水，放入大米用大火煮至米粒绽开。

3. 放入香菜，改用小火煮至粥浓稠后，加入红糖调味即可食用。

功效解读

香菜气味芳香，有健脾开胃的功效；大米有补中益气、健脾养胃、益精强志、和五脏、除烦、止渴的功效。此粥有开胃的功效，适合食欲不振的儿童食用。

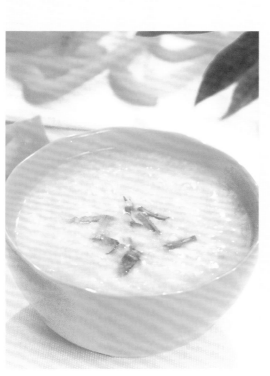

毛豆糙米粥

主料

去壳毛豆30克，糙米80克。

配料

盐2克，香菜叶适量。

做法

1. 将糙米泡发洗净；毛豆、香菜叶洗净。
2. 锅置火上，倒入清水，放入糙米、毛豆煮沸。
3. 待煮至粥呈浓稠状时，调入盐拌匀，撒入香菜叶即可。

功效解读

毛豆有健脾宽中、利水消肿、清热解毒的功效；糙米含有大量膳食纤维，有通便功效。本粥具有改善胃肠功能、通利二便的作用，适合大便干燥的儿童食用。

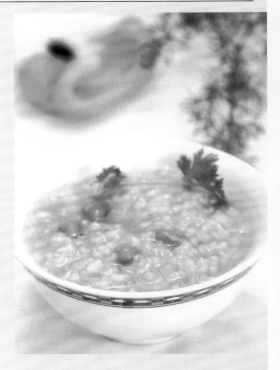

莲藕雪梨粥

主料

莲藕、雪梨、红枣各20克，大米80克。

配料

蜂蜜适量。

做法

1. 雪梨去皮洗净，去核，切片；红枣去核洗净；莲藕洗净切片；大米洗净备用。
2. 锅置火上，放入清水，以大火将大米煮至米粒开花，放入雪梨片、红枣、莲藕片。
3. 用小火煮至粥成，调入蜂蜜即可。

功效解读

莲藕有通便止泻、健脾开胃的功效；雪梨能促进食欲、帮助消化，并有利尿通便和解热的作用，可用于高热时补充水分和营养，此粥适合感冒发热的儿童食用，亦适合厌食的儿童食用。

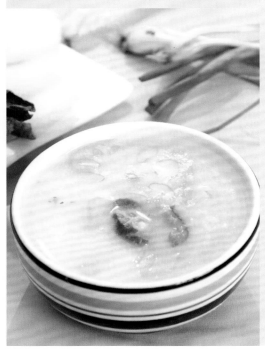

菠萝麦仁粥

主料

菠萝30克，麦仁80克。

配料

白糖12克，葱适量。

做法

1. 菠萝去皮洗净，切块，在淡盐水中浸泡10分钟，捞出后洗净沥干水，切丁备用；麦仁洗净；葱洗净，切花。
2. 锅置火上，放入清水，放入麦仁煮至熟，放入菠萝丁同煮至麦仁开花。
3. 改小火煮至粥浓稠，调入白糖，撒上葱花。

功效解读

菠萝营养丰富，有利尿消肿、清热解暑、消食止泻的功效，可用于消化不良、小便不利等症；麦仁含有丰富的碳水化合物、蛋白质、维生素和矿物质，有养心、益肾、健脾的功效。此粥适合暑热烦躁、积食不化的儿童食用。

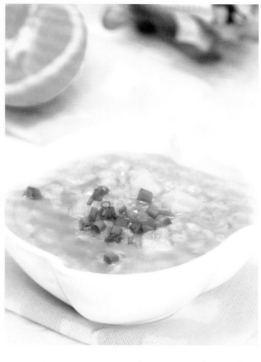

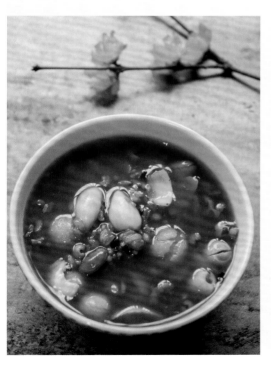

桂圆红豆粥

主料

干桂圆肉适量，红豆30克。

配料

百合、花生米、莲子、糯米各适量。

做法

1. 将百合、红豆、花生米、干桂圆肉、莲子均泡发洗净；糯米洗净。
2. 锅置火上，注入清水，放入糯米、百合、红豆、花生米、桂圆肉、莲子，煮至米粒开花。
3. 改小火，煮至粥浓稠即可。

功效解读

百合能养心、润肺；红豆能养血安神、健脾益肾；桂圆能养血安神、补虚益智；莲子能清心安神、补脾止泻。本粥适合脾虚胃弱、睡眠不佳的儿童食用。

韭菜枸杞粥

主料

大米100克，韭菜、枸杞子各15克。

配料

盐2克。

做法

1. 将韭菜洗净，切段；枸杞子洗净；大米泡发洗净。
2. 锅置火上，注清水后放入大米，用大火煮至米粒开花。
3. 放入韭菜段、枸杞子，改用小火煮至粥成，加入盐调味即可。

功效解读

枸杞子具有滋补肝肾、强壮筋骨的功效；韭菜具有补肾壮阳、温中开胃的功效。韭菜、枸杞子、大米合熬成粥，有补益肝肾的功效，适合肝肾虚弱、视力不佳的儿童食用。

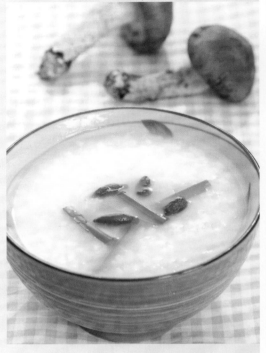

多味水果粥

主料

梨、芒果、西瓜、苹果、葡萄各10克，大米100克。

配料

冰糖5克。

做法

1. 大米洗净，用清水泡好；梨、苹果洗净去核，切块；芒果、西瓜取肉切块；葡萄洗净去皮。
2. 锅置火上，放入大米，加清水煮至粥将成。
3. 放入所有水果煮至米粒开花，加冰糖熬至溶化后调匀便可。

功效解读

梨有利尿通便的功效；芒果能解渴生津；西瓜有助消化、祛暑热的功效；苹果有健脾养胃、养心益气等作用；葡萄有补益气血的功效。本粥适合暑热烦闷、胃口不佳的儿童食用。

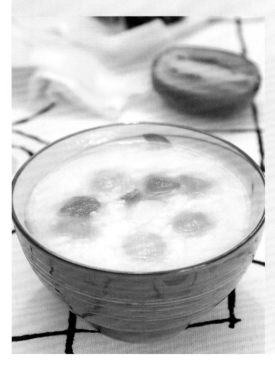

橙香粥

主料

橙子20克，大米90克。

配料

白糖5克，葱少许。

做法

1. 大米泡发洗净；橙子去皮，去籽后洗净，切小块；葱洗净，切花。
2. 锅置火上，注入清水，放入大米，煮至米粒绽开后，放入橙子块同煮。
3. 煮至粥成后，调入白糖，撒上葱花即可食用。

功效解读

橙子能生津止渴、开胃消食；大米有补中益气、健脾养胃、止泻的功效。本粥适合脾胃不和、轻度腹泻的儿童食用。

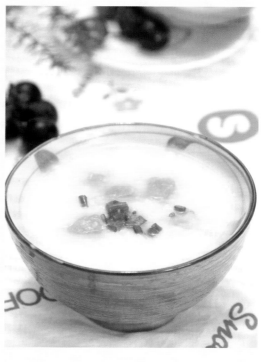

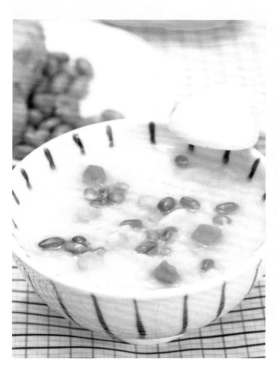

五色大米粥

主料

绿豆、红豆、眉豆、玉米粒、胡萝卜各10克，大米50克。

配料

白糖5克。

做法

1. 大米、绿豆、红豆、眉豆均泡发洗净；玉米粒洗净；胡萝卜洗净，切丁。
2. 锅置火上，倒入清水，放入大米、绿豆、红豆、眉豆，以大火煮沸。
3. 加玉米粒、胡萝卜丁，以小火同煮至粥呈浓稠状，加白糖拌匀即可。

功效解读

绿豆有清热祛暑的作用；红豆有健脾止泻的功效；玉米有清湿热、利肝胆等功效。此粥可健脾祛湿、益气生津，适合儿童在夏季食用。

银耳山楂红枣粥

主料

银耳15克，山楂片、红枣片各少许，大米100克。

配料

冰糖5克，葱花适量。

做法

1. 将大米洗净，用清水浸泡；将银耳泡发后洗净，撕小块；山楂片、红枣片洗净备用。
2. 锅置火上，放大米，加适量清水煮至七成熟。
3. 放银耳、山楂片、红枣片煮至米粒开花，加冰糖调匀，撒上葱花便可。

功效解读

山楂有行气散瘀、开胃消食的功效；银耳富含维生素、天然植物性胶质、硒等营养物质，有滋阴润燥、益气养胃、增强免疫力的功效；红枣对儿童有补益作用。本粥有宽中下气、消积导滞的功效，适合腹胀、便秘的儿童食用。

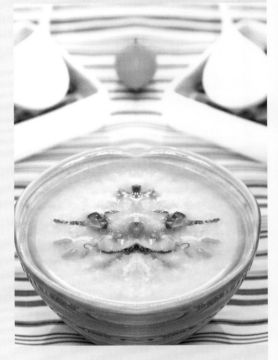

乌梅消食粥

主料

乌梅适量，大米100克。

配料

盐适量，葱花5克。

做法

1. 将乌梅煮好，取汁待用。
2. 锅置火上，倒入乌梅汁，放入大米，加适量清水，以大火煮沸。
3. 以小火煮至浓稠，调入盐，撒上葱花即可。

功效解读

乌梅富含苹果酸、琥珀酸等成分，能开胃消食；大米能补中益气。乌梅汁、大米合煮为粥，能消积食而不伤胃，适合食欲不佳的儿童食用。

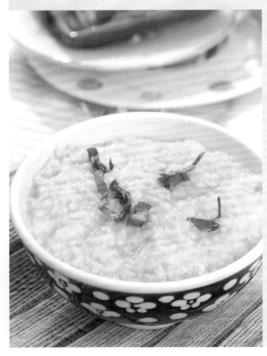

苹果玉米粥

主料

大米100克，苹果30克，玉米粒20克。

配料

冰糖5克，葱花少许。

做法

1. 大米淘洗干净，用清水浸泡；苹果洗净，去核后切块；玉米粒洗净。

2. 锅置火上，放大米，加适量清水煮至八成熟。

3. 放入苹果块、玉米粒煮至浓稠，放入冰糖调匀，撒上葱花便可。

功效解读

苹果有健脾养胃、润肺止咳、养心益气等功效；玉米粒有健脾开胃、清热利湿的功效；大米有补中益气、健脾养胃的功效。此粥可以健脾祛湿，也可用于脾虚胃弱的儿童。

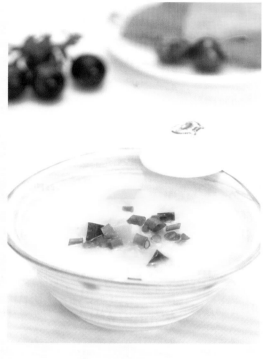

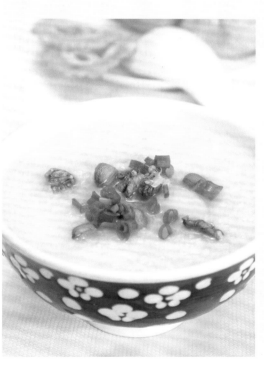

核桃仁花生粥

主料

大米80克，核桃仁、花生米各10克，鹌鹑蛋2个。

配料

白糖、葱花各适量。

做法

1. 大米淘洗干净；鹌鹑蛋煮熟后去壳；核桃仁、花生米洗净。

2. 锅置火上，注入清水，放入大米、花生米煮至五成熟。

3. 放入核桃仁煮至米粒开花，放入鹌鹑蛋略煮，加白糖调匀，撒上葱花即可。

功效解读

核桃仁具有补气养血、润燥通便等功效；花生米有健脾益胃、益气养血、滑肠通便的功效。此粥适合大便燥结的儿童食用。

儿童益智成长粥

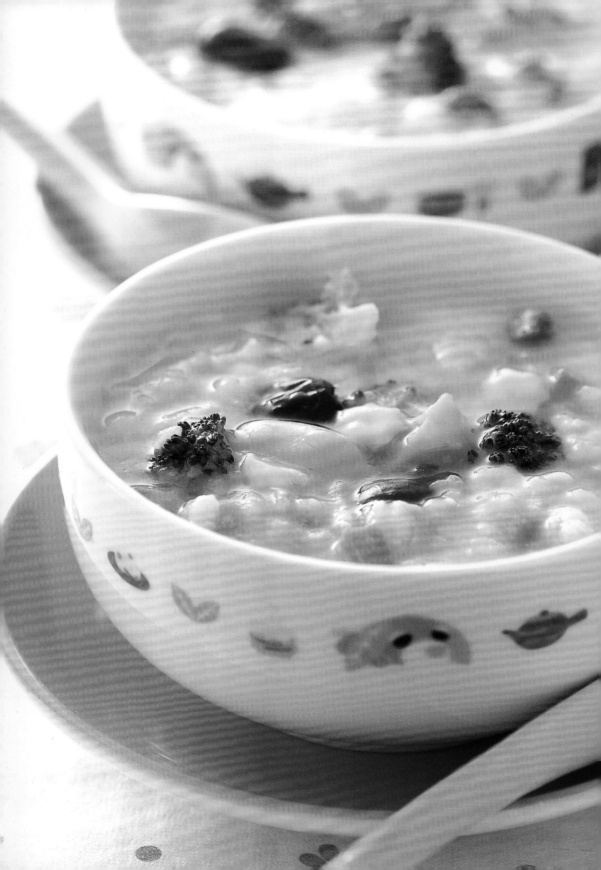

第五章

老人益寿调养粥

我国有句俗话："老人喝粥，多福多寿。"确实，粥对消化系统逐渐衰弱的老年人来说，是一种非常有益的食物。配以合适的食材与药材，通过喝粥达到延年益寿的效果，是可以实现的。本章集中介绍了多种有养生延年功效的粥品，能够有针对性地提高老年人的身体机能。

滋补养生壮筋骨

老年人生理功能逐渐衰退，进食粥、汤之类的食物既合乎老年人的胃口，又易消化吸收，十分有益健康。食粥时应选择营养价值高的粥品，并随季节变换，选取合适的食材。在养生粥的选择上，如生滚花蟹粥、山药黑米粥等就很适合老人食用。

🔍 饮食原则

不要吃得太饱 适量进食可减轻人体消化器官的负担，有利于增强人体免疫力。

制定食谱要考虑年龄因素 不同年龄的人对营养的需求是不同的。老年人应注意补充钙、镁等矿物质，钙能预防骨质疏松，镁可养护心脏。老年人可适当多吃鱼类，对维持心脑血管健康有利。

💚 生活调理

适当运动 运动可增强人体免疫细胞的活力，所以，老年人需要进行适当运动。

不要过度压抑自己的情绪 压抑自己的情绪是有害的，容易使人生病。应尽量与朋友、家人倾诉自己的烦恼，或选择一项对身体有益的爱好，寄情其中，也对健康有好处。

☺ 推荐食材、药材

螃蟹 滋阴补虚	**贻贝** 补益五脏	**人参** 安神益智	**黑米** 滋阴补肾
	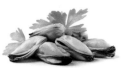	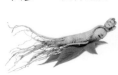	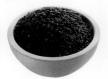

推荐好粥

螃蟹豆腐粥

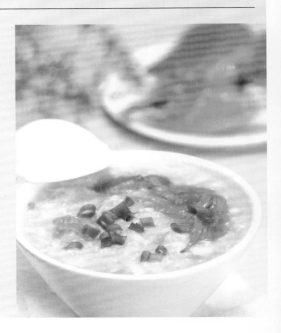

主料

螃蟹1只，豆腐20克，大米50克。

配料

盐、香油、胡椒粉、葱花各适量。

做法

1. 将螃蟹洗净后蒸熟切块；豆腐洗净，沥干水分后研碎；大米泡发洗净。

2. 锅置火上，放入适量清水，烧沸后倒入大米，熬至七成熟。

3. 放入螃蟹块、豆腐碎块熬煮至粥将成，加盐、香油、胡椒粉调匀，撒上葱花即可。

功效解读

螃蟹可清热散结、通脉滋阴。此粥对高血压、脑血栓、高脂血症等症有一定的食疗效果。

生滚花蟹粥

主料

花蟹1只，大米80克。

配料

葱、生姜、盐、胡椒粉、料酒各适量。

做法

1. 花蟹宰杀，洗净斩块，用盐、料酒稍腌；大米淘洗干净；葱洗净切斜段；生姜洗净切丝。
2. 锅置火上，注清水烧沸，放入大米煮至软烂，加入花蟹、生姜丝煮沸。
3. 调入盐、胡椒粉煮至入味，撒上葱段即可。

功效解读

花蟹有补肝肾、生精髓、壮筋骨的功效；生姜为芳香性健胃药，有发汗、止呕、解毒等作用。此粥能补骨添髓、补益肝肾。

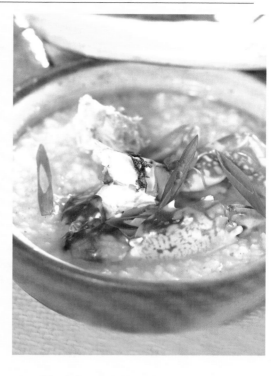

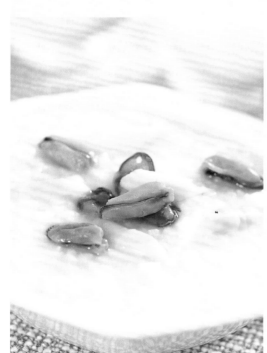

淡菜粥

主料

淡菜30克，竹笋30克，大米70克。

配料

盐、胡椒粉各适量。

做法

1. 将淡菜洗净，用温水浸泡好，捞出沥干水分；竹笋洗净切片；大米淘洗干净。
2. 锅置火上，加清水，加入淡菜、竹笋片、胡椒粉煮15分钟。
3. 下入大米，改小火熬成粥，调入盐即可。

功效解读

竹笋有促进胃肠蠕动的功效，能调理便秘，预防大肠癌；淡菜是贻贝的干制品，又名壳菜，有补肝肾、益精血的功效，可用于调理虚劳羸瘦、眩晕、盗汗、腰痛等症。此粥能补肾益精、强筋壮骨。

老人益寿调养粥

山药黑米粥

主料

山药50克,黑米100克,黑豆20克。

配料

核桃仁10克,盐适量。

做法

1. 将黑米、黑豆分别洗净,用清水浸泡4小时;山药去皮,洗净,切成小块;核桃仁用温水浸泡后,切碎。
2. 锅置火上,注清水,大火烧沸,倒入黑米、黑豆同煮至熟。
3. 下入山药块、核桃仁煮至粥成,加盐调味。

功效解读

此粥中的黑豆、核桃仁,不仅具有健脾和胃的功效,同时可补充人体所需的蛋白质、锰等多种营养素,能延缓人体衰老,很适合老年人食用。

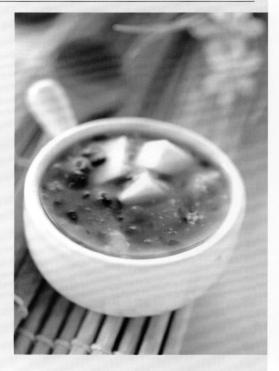

人参枸杞粥

主料

人参、枸杞子各5克,大米100克。

配料

冰糖10克。

做法

1. 将人参洗净,切小片;枸杞子泡发洗净;大米洗净泡发。
2. 锅置火上,注入清水,下入大米,以大火煮至米粒完全开花。
3. 放入人参片、枸杞子熬制成粥,调入冰糖。

功效解读

人参有补元气、改善心肌缺血、健脾益肺、生津养血的功效;枸杞子有美容养颜、补肝益肾的功效。二味与大米合煮为粥,能滋阴养颜、滋补强身。长期食用此粥,能够延年益寿。

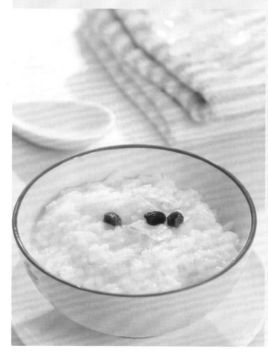

生菜肉丸粥

主料

生菜30克，猪肉丸80克，大米90克，香菇适量。

配料

盐、葱花、生姜末、胡椒粉各适量。

做法

1. 生菜洗净，切丝；香菇洗净，切小块；大米淘净，泡好；猪肉丸洗净，切小块备用。
2. 锅置火上，注入清水，下入大米以大火烧沸，放香菇块、猪肉丸、生姜末，煮至肉丸变熟。
3. 改小火，放入生菜丝，待粥熬好，加盐、胡椒粉调味，撒上葱花即可。

功效解读

生菜有清热安神、清肝利胆的功效；猪肉丸有滋阴润燥的功效。二者合熬为粥，能益肝、养阴、清热，适合老年人日常食用。

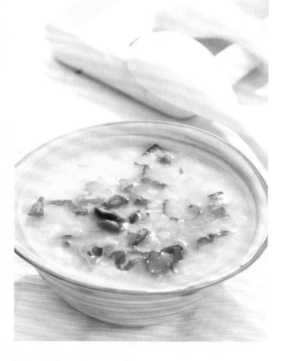

香菇鸡翅粥

主料

干香菇15克，鸡翅200克，大米60克。

配料

葱10克，盐6克。

做法

1. 将干香菇泡发，洗净，切块；大米洗净后泡水半小时；鸡翅洗净切块；葱洗净，切花。
2. 锅置火上，放入大米，加适量清水，以大火煮沸，加入鸡翅、香菇块同煮。
3. 待粥煮至浓稠状时，加入盐调味，撒上葱花即可。

功效解读

香菇有降血压、降血脂、延缓衰老、防癌抗癌的功效；鸡翅含有丰富的胶原蛋白，有保持皮肤光泽、补肾益精的功效。本粥适合老年人日常食用。

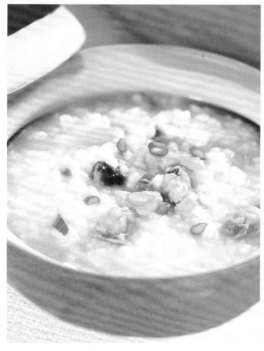

老人益寿调养粥

调治类风湿性关节炎

类风湿性关节炎是一种以关节病变为主要特征的免疫缺陷性疾病。早期有游走性的关节疼痛和肿胀，晚期则出现关节僵硬、畸形和功能丧失。类风湿关节炎患者宜食用如红枣粥、山药萝卜莲子粥等有补脾益气、驱寒除湿作用的粥品。

🔍 饮食原则

患者要少食多餐，少吃刺激性食物；烹调食物要色、香、味均佳，且易消化；膳食中碳水化合物、蛋白质和脂肪三种成分的比例以3：2：1为宜；多食用植物油；膳食营养要全面，不能偏食，一些食物应限量，但不是忌食，如牛奶、羊奶、干酪、巧克力等；少食肥肉等高脂肪食物；少食用甜食；少饮酒和咖啡等刺激性饮品。

🔵 生活调理

患者要养成良好的生活习惯，适当进行身体锻炼，以增强自身的抵抗力；要注意保暖；心态要保持平和，遇事不可钻牛角尖，可培养一两种有益身心的爱好；保持足够的休息与睡眠时间。

😊 推荐食材、药材

海带 软坚化痰	**黑木耳** 补气养血	**苹果** 养心益气	**葡萄** 补益肝肾
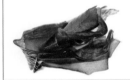	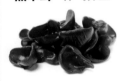		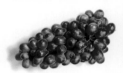

推荐好粥

红枣粥

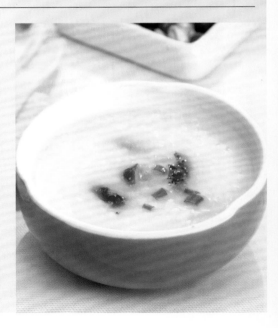

材料

红枣20克，大米100克。

配料

白糖5克，葱花少许。

做法

1. 将大米淘洗干净，用清水浸泡；将红枣洗净，切块。
2. 锅置火上，加适量清水，放入大米、红枣块煮至米粒开花。
3. 放入白糖调匀，撒上葱花便可。

功效解读

红枣可补气养血；大米可补中益气、健脾养胃。二者合熬为粥，可以增强免疫力，对类风湿性关节炎有一定食疗功效。

牛奶苹果粥

主料

大米100克，牛奶100毫升，苹果50克。

配料

冰糖5克，葱花少许。

做法

1. 将大米淘洗干净，放入清水中浸泡；将苹果洗净，去核，切小块。
2. 锅置火上，注入清水，放入大米煮至八成熟。
3. 放入苹果块煮至米粒开花，倒入牛奶，放冰糖稍煮调匀，撒上葱花便可。

功效解读

苹果具有润肺健胃、生津止渴、消食顺气、醒酒的功效，同时还能帮助体内消除湿气。苹果、牛奶、大米三者熬煮成粥，对类风湿性关节炎有一定的食疗功效。

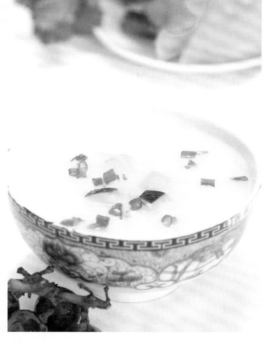

苹果葡萄冰糖粥

主料

苹果30克，葡萄20克，大米100克。

配料

冰糖5克，葱花少许。

做法

1. 将大米淘洗干净，用清水浸泡片刻；葡萄洗净；苹果洗净，去核，切小块。
2. 锅置火上，注入清水，放入大米煮至八成熟。
3. 放入苹果块、葡萄煮至米粒开花，放入冰糖调匀，撒上葱花便可食用。

功效解读

苹果富含碳水化合物、蛋白质、苹果酸、酒石酸、果胶、膳食纤维等营养成分，有润肺、消食、祛湿的作用。经常食用此粥，有健脾除湿的功效，对类风湿性关节炎患者有一定食疗效果。

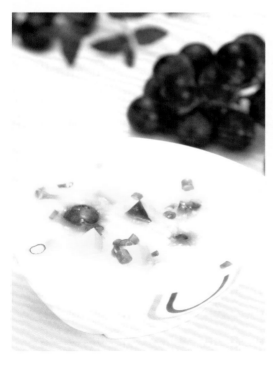

老人益寿调养粥

桂圆萝卜粥

主料

干桂圆肉、胡萝卜各适量，大米100克。

配料

白糖5克。

做法

1. 将大米泡发洗净；胡萝卜去皮洗净，切小块；干桂圆肉洗净泡发。
2. 锅置火上，注入清水，放入大米，用大火煮至米粒开花。
3. 放入桂圆肉、胡萝卜块，改用小火煮至粥成，调入白糖即可。

功效解读

桂圆有温补气血的功效；胡萝卜有健脾和胃、补肝明目、降气止咳等功效。桂圆、胡萝卜、大米合熬为粥，可调治类风湿性关节炎等症。

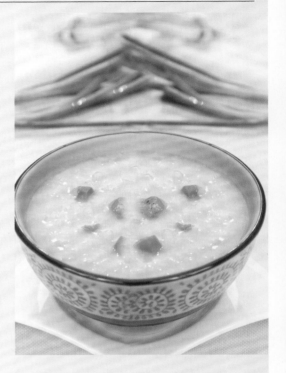

绿豆海带粥

主料

大米、绿豆各40克，海带30克。

配料

青菜20克，盐3克，红甜椒丁适量。

做法

1. 将大米、绿豆均泡发洗净；海带洗净，切丝；青菜洗净，切碎；红甜椒丁洗净备用。
2. 锅置火上，倒入清水，放入大米、绿豆煮至开花。
3. 加入海带丝同煮至粥呈浓稠状，加入青菜和红甜椒丁稍煮，调入盐拌匀即可。

功效解读

绿豆含有蛋白质、脂肪、碳水化合物、钙、磷、铁等营养物质，有清热解毒、保肝护肾、利尿消肿、增强食欲的功效。长期食用本品，能缓解类风湿性关节炎的症状。

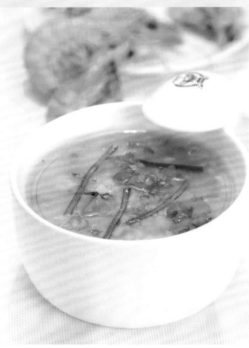

萝卜绿豆天冬粥

主料

白萝卜20克，绿豆、大米各40克，天冬适量。

配料

盐2克。

做法

1. 将大米、绿豆均泡发洗净；白萝卜洗净切丁；天冬洗净，加水煮好，取汁待用。

2. 锅置火上，倒入煮好的天冬汁，加适量清水，放入大米、绿豆煮至开花。

3. 加入白萝卜丁同煮至粥呈浓稠状，调入盐拌匀即可。

功效解读

白萝卜能止咳化痰、清热生津、凉血止血、增进食欲；天冬有滋阴润肺、生津止渴、润肠通便的功效。本粥对类风湿性关节炎有一定调治效果。

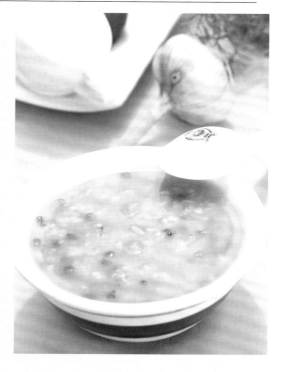

山药萝卜莲子粥

主料

山药30克，胡萝卜、莲子、大米各适量。

配料

盐、葱花各适量。

做法

1. 山药去皮，洗净切块；莲子洗净泡发，挑去莲心；胡萝卜洗净切丁；大米洗净。

2. 锅置火上，注清水，放入大米，用大火煮至米粒开花，放入莲子、胡萝卜丁、山药块。

3. 改用小火煮至粥成，放入盐调味，撒上葱花即可。

功效解读

山药有益气养阴、补脾肺肾、固精止带的功效；胡萝卜有健脾和胃、养肝明目、清热解毒的功效；莲子有养心安神的功效。三者合煮为粥，对类风湿性关节炎有一定食疗效果。

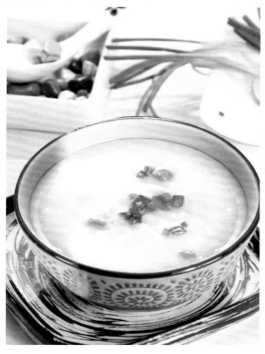

老人益寿调养粥

127

豌豆枸杞牛奶粥

主料

豌豆、枸杞子、毛豆各适量，牛奶50毫升，大米100克。

配料

白糖5克。

做法

1. 将豌豆、毛豆均洗净；枸杞子洗净；大米泡发洗净。

2. 锅置火上，注入清水后，放入大米，用大火煮至米粒完全绽开。

3. 放入豌豆、毛豆、枸杞子，倒入牛奶，改用小火煮至粥浓稠时，加入白糖调味即可。

功效解读

牛奶含有蛋白质、维生素等营养物质，且容易被人体消化吸收；枸杞子能滋肾润肺；豌豆能除湿、解毒。此粥能缓解类风湿性关节炎症状。

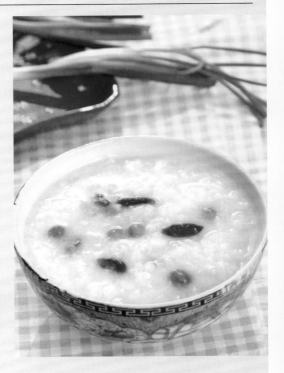

水果麦片牛奶粥

主料

燕麦40克，玉米粒20克，木瓜、椰果丁、牛奶各适量。

配料

白糖3克，香菜叶适量。

做法

1. 燕麦泡发洗净；木瓜去皮，去瓤，洗净切丁；玉米粒、香菜叶洗净备用。

2. 锅置火上，倒入清水，放入燕麦，以大火煮沸。

3. 加入椰果丁、木瓜丁、玉米粒、牛奶同煮至浓稠状，调入白糖拌匀，撒入香菜叶即可。

功效解读

木瓜能健脾和胃、平肝、舒筋，常用来治疗关节炎、腰膝酸痛等症。此粥适宜类风湿性关节炎患者食用。

豆腐木耳粥

主料

豆腐、黑木耳各适量，大米100克。

配料

盐3克，生姜丝、葱花、香油各适量。

做法

1. 将大米泡发洗净；黑木耳泡发洗净；豆腐洗净切块。

2. 锅置火上，注入清水，放入大米，用大火煮至米粒绽开，放入黑木耳、豆腐块。

3. 放入生姜丝，改用小火煮至粥成后，滴入香油，调入盐，撒入葱花即可食用。

功效解读

常吃黑木耳可降低血液中胆固醇的含量；豆腐有益气、和胃、健脾除湿等功效。经常食用此粥，可缓解类风湿性关节炎症状。

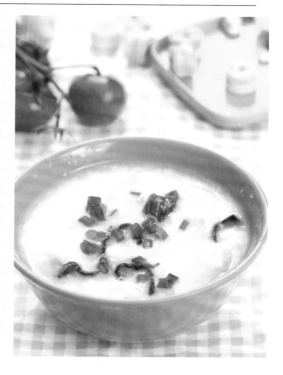

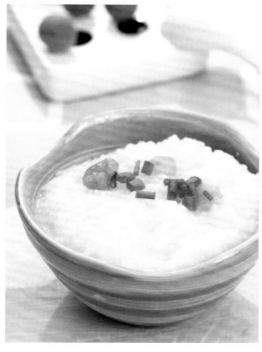

桂圆粥

主料

干桂圆肉20克，大米100克。

配料

盐2克，葱花少许。

做法

1. 将大米淘洗干净；干桂圆肉洗净泡发。

2. 锅置火上，加入适量清水，放入大米，以大火煮沸。

3. 加入桂圆肉同煮片刻，再以小火煮至粥呈浓稠状，调入盐拌匀，撒上葱花即可。

功效解读

桂圆肉富含碳水化合物、蛋白质、多种氨基酸、维生素等多种营养成分，有补益心脾、养血宁神、御寒祛湿的功效，可辅助治疗类风湿性关节炎、气血不足、心悸怔忡、健忘失眠、血虚萎黄等症。

老人益寿调养粥

芦荟白梨粥

主料

芦荟10克，白梨30克，大米100克。

配料

白糖5克。

做法

1. 将大米泡发洗净；芦荟洗净，切片；白梨去皮，去核，洗净，切成小块。
2. 锅置火上，注入适量清水后，放入大米，用大火煮至米粒绽开。
3. 放入白梨块、芦荟片，用小火煮至粥成，调入白糖即可食用。

功效解读

芦荟有清肝火、杀虫、除烦热、活血、抗炎的功效；白梨有生津止渴、止咳化痰、清热降火、养血生肌的功效。此粥可缓解风湿肿痛的症状。

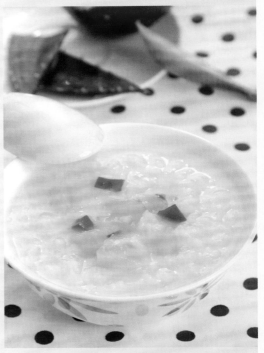

牛奶芦荟粥

主料

牛奶20毫升，芦荟10克，大米100克。

配料

盐2克，红甜椒少许。

做法

1. 将大米泡发洗净；芦荟洗净，切小片；红甜椒洗净，去籽，切丁。
2. 锅置火上，注入清水后，放入大米，煮至米粒绽开。
3. 放入芦荟片、红甜椒丁，倒入牛奶，用小火煮至粥成，调入盐即可。

功效解读

牛奶所含的营养成分易于被人体吸收，可以降低人体胆固醇，预防消化道溃疡，对儿童、老人均有益处。牛奶、芦荟、大米合熬为粥，长期食用，可缓解风湿肿痛的症状。

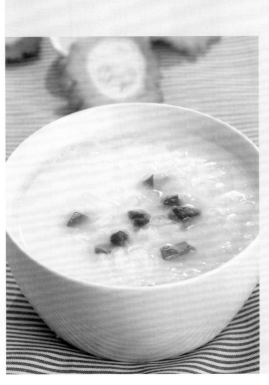

百合雪梨粥

主料

雪梨、干百合各20克，糯米90克。

配料

冰糖10克，葱花少许。

做法

1. 将雪梨去皮洗净，去核切片；干百合泡发，洗净；糯米淘洗干净，浸泡半小时。
2. 锅置火上，注入清水，放入糯米，用大火煮至米粒绽开。
3. 放入雪梨片、百合，改用小火煮至粥成，放入冰糖熬至溶化后，撒上葱花即可。

功效解读

雪梨有生津止渴、止咳化痰的功效；百合含有多种生物碱和营养物质，可以清肺、疏肝、健脾。此粥适合类风湿性关节炎患者食用。

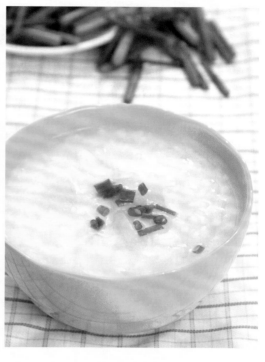

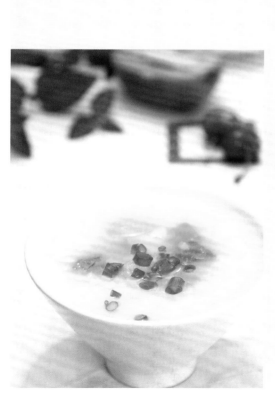

雪梨双瓜粥

主料

雪梨、木瓜、西瓜各适量，大米80克。

配料

白糖5克，葱少许。

做法

1. 大米泡发洗净；雪梨、木瓜去皮洗净，取果肉切小块；西瓜洗净，取瓜瓤切块；葱洗净，切花。
2. 锅置火上，注入清水，放入大米，用大火煮至米粒开花，放入雪梨块、木瓜块、西瓜块同煮。
3. 煮至粥浓稠时，调入白糖，撒上葱花即可。

功效解读

木瓜能健脾和胃、平肝、舒筋。木瓜与雪梨、西瓜合熬为粥，能缓解类风湿性关节炎患者的不适。

老人益寿调养粥

调治糖尿病

糖尿病常见表现为人体血液中葡萄糖（血糖）水平居高不下，从而引起患者多饮、多食、多尿、乏力等症状。患者宜食如枸杞麦冬甘草粥、高良姜粥等有调节血糖、益气作用的粥品。

🔍 饮食原则

宜选用具有对抗肾上腺素分泌、促进胰岛素分泌功效的药材和食材，如女贞子、桑叶、黄芩、芹菜、柚子、白菜等；宜选用具有降低血糖功效的药材和食材，如黄精、葛根、枸杞子、何首乌、黄瓜、洋葱等；减少摄入动物性脂肪，少吃煎、炸食物。

♥ 生活调理

患者要调整心态，积极配合治疗，定时测量血糖；可进行适当的运动，以促进碳水化合物的代谢，增强身体各项机能；注意个人卫生；避免穿不合脚的袜子和鞋，以免因压迫血管导致皮肤破损，进而引发感染。

☺ 推荐食材、药材

麦冬 养阴润肺	**高良姜** 散寒止痛	**黄精** 补气养阴	**生甘草** 清热解毒
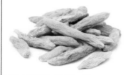	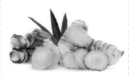	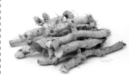	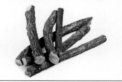

推荐好粥

枸杞麦冬甘草粥

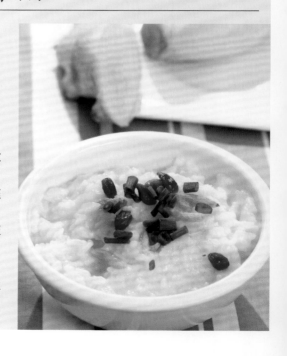

主料

枸杞子、麦冬、生甘草各适量，大米80克。

配料

葱花适量。

做法

1. 大米、麦冬、枸杞子、生甘草均洗净；生甘草熬汁，取汁备用。
2. 锅置火上，注入清水，下入大米，以大火煮至米粒开花。
3. 加入枸杞子、麦冬和生甘草汁，与大米同煮至熟，撒上葱花即可。

功效解读

枸杞子可降低血脂、血糖；麦冬可滋阴润肺；生甘草可清热解毒。本品适合糖尿病患者食用。

高良姜粥

主料

大米110克，高良姜15克。

配料

盐3克，葱花少许。

做法

1. 将大米洗净泡发；高良姜洗净，切片备用。

2. 锅置火上，加入适量清水，放入大米以大火熬煮至五分熟，放入高良姜片，与大米同煮粥至熟。

3. 加盐调味，撒上葱花即可。

功效解读

高良姜具有散寒止痛、健胃消食的功效，可以通过促进体内胰腺分泌胰岛素而实现降血糖作用；大米可补中益气、健脾养胃。本品适合糖尿病患者食用，能缓解糖尿病带来的不适感。

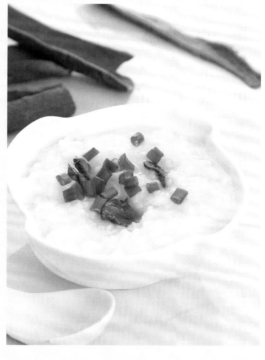

菠菜瘦肉粥

主料

菠菜100克，猪瘦肉50克，大米80克。

配料

盐3克，黄精末15克。

做法

1. 菠菜洗净，切碎；猪瘦肉洗净，切丝，用1克盐稍腌；大米淘净，泡好。

2. 锅置火上，注入清水，放入大米煮沸，下入猪瘦肉丝、黄精末，煮至猪瘦肉变熟。

3. 下入菠菜，熬至粥成，调入剩余盐即可食用。

功效解读

菠菜有养血止血、平肝润燥的功效，其含有一种类胰岛素物质，可以有效保持血糖相对恒定；猪瘦肉有补肾养血、滋阴润燥的功效；大米具有补中益气、健脾养胃的功效。菠菜、猪瘦肉、大米合熬为粥，适合糖尿病患者食用。

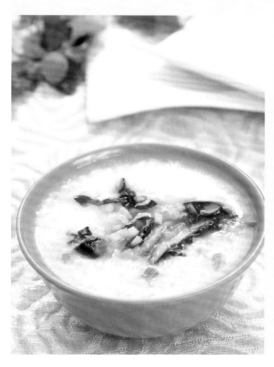

老人益寿调养粥

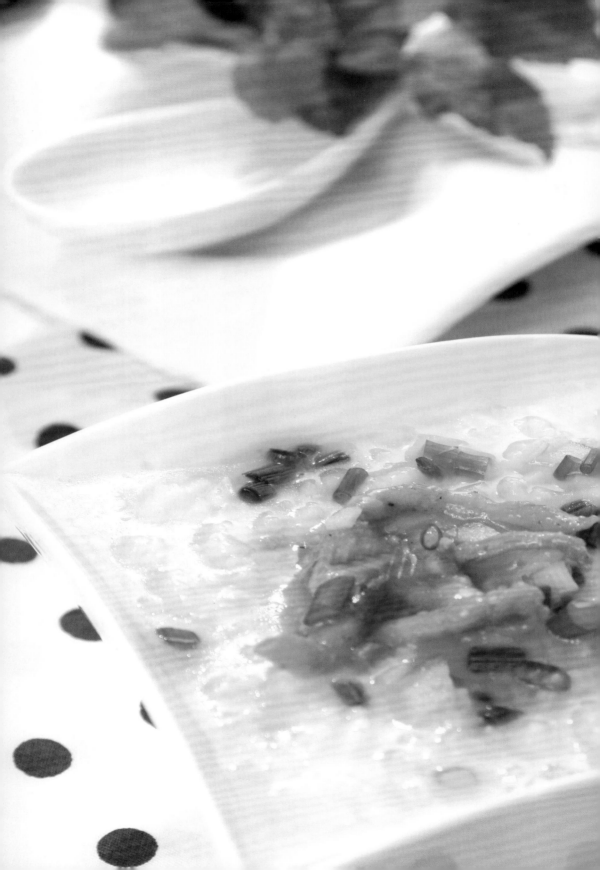

第六章
老少咸宜养生粥

　　如何使全家人吃得开心、吃出健康，让很多朋友大伤脑筋，本章集中介绍一些适合全家人喝的健康养生粥，其中有能使爸爸头发变得乌黑浓密的芝麻花生杏仁粥，有能使妈妈身材变苗条的香蕉玉米粥，有让宝宝增强体质、不易感冒的肉桂粥，亦有可以使爷爷、奶奶摆脱失眠烦恼的樱桃燕麦粥。总之，一书在手，粥暖全家。

乌发防脱发

正常脱发是指头发处于退行期及休止期的生理性脱落，病理性脱发是指头发异常或过度脱落。脱发者宜食如芝麻花生杏仁粥、南瓜银耳粥等有益气、润燥作用的粥品。

🔍 饮食原则

选择能改善毛发变白及脱落的中药材和食材，如何首乌、阿胶、黑芝麻、黑豆、葵花子、黑米等；选择具有补益肾气、调节内分泌功能的中药材和食材，如菟丝子、肉苁蓉、杜仲、女贞子、猪腰、羊腰等；多食用含有丰富铁质的食品，如瘦肉、菠菜、包菜、紫菜等；选择食用富含锌的食物，如牡蛎、板栗、核桃等；多食能补充维生素E的食物，如莴笋、花生等；多食富含维生素B₆的食物，如土豆、豌豆、柑橘、蚕豆等；慎食辛辣、刺激、油腻的食物，如辣椒、芥末、白酒、肥肉等。

❤ 生活调理

保证充足睡眠，不熬夜；不使用刺激性强的染发剂、烫发剂及劣质洗发用品；不使用易产生静电的尼龙梳子和塑料头刷；暴露在空气污染严重的环境中时要戴好防护帽并及时洗头。

😊 推荐食材、药材

芋头 补血养颜	**黑芝麻** 养肾填髓	**花生** 补脾养血	**南杏仁** 润燥补虚
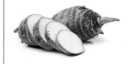	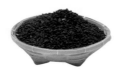	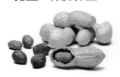	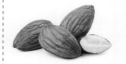

推荐好粥

芝麻花生杏仁粥

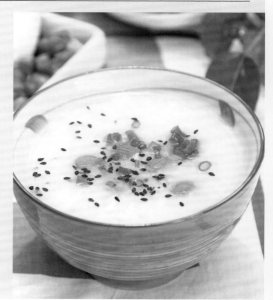

主料
黑芝麻10克，花生米、南杏仁各30克，大米适量。

配料
白糖、葱各适量。

做法
1. 大米洗净；黑芝麻、花生米、南杏仁均洗净；葱洗净，切花。
2. 锅置火上，注入清水，放入大米、花生米、南杏仁一同煮沸。
3. 加入黑芝麻同煮至粥呈浓稠状，调入白糖拌匀，撒上葱花即可。

功效解读
本品具有乌发防脱的功效。

南瓜银耳粥

主料

南瓜20克，银耳40克，大米60克。

配料

白糖5克，葱花少许。

做法

1. 大米洗净；南瓜洗净去皮，去瓤，切小块；银耳洗净泡发，撕成小朵。
2. 锅置火上，注入清水，放入大米、南瓜块煮至米粒绽开后，再放入银耳。
3. 用小火熬煮至粥浓稠，调入白糖，撒上葱花即可。

功效解读

南瓜有补中益气的功效；银耳能保护肝脏，提高肝脏解毒能力，有补脾开胃、益气清肠、安眠、健胃、养阴润燥、美容护肤的功效。以上食材合熬为粥，有美发乌发的功效。

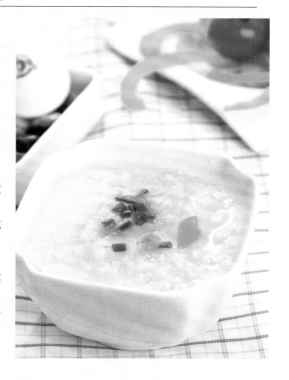

芋头芝麻粥

主料

芋头20克，黑芝麻、玉米糁各适量，大米60克。

配料

白糖5克。

做法

1. 将大米洗净，泡发半小时后，捞起沥干水分；芋头去皮洗净，切成小块。
2. 锅置火上，注入清水，放入大米、洗净的玉米糁、芋头块，用大火煮至熟。
3. 放入洗净的黑芝麻，改用小火煮至粥成，调入白糖即可食用。

功效解读

芋头有益胃、宽肠、通便散结、补益肝肾、填精益髓等功效；黑芝麻有补肝益肾、强身的作用，还有润燥滑肠、美发乌发的作用。本品适合脱发及白发者食用。

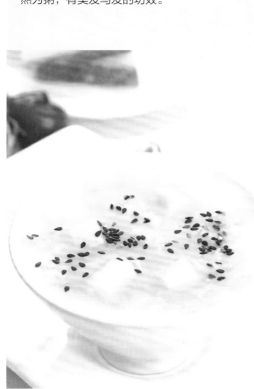

老少咸宜养生粥

消脂防肥胖

肥胖是由多种因素引起的慢性代谢性疾病，可分为单纯性肥胖和继发性肥胖。单纯性肥胖是由遗传、机体脂肪细胞数目增多、饮食过度等导致的；继发性肥胖是由一些疾病引起的。肥胖者宜食如香蕉玉米粥、绿茶乌梅粥等有消脂、排毒作用的粥品。

🔍 饮食原则

肥胖患者应充分摄取钙质、有助于缓解便秘的膳食纤维、能够促进脂肪代谢的B族维生素。多吃新鲜瓜果和蔬菜，少吃盐及高脂肪的食物。

❤ 生活调理

适当运动，加强锻炼 经常参加慢跑、爬山、打球等户外活动，既能增强体质，又能使形体健美，预防肥胖的发生。

合理休息 合理休息既能保证工作、生活的正常需要，又可以避免贮存过多能量。若每日睡眠过多，懒于运动，热量消耗少，也会造成肥胖。因此，不同年龄的人应调整好自己的休息时间，既要满足生理需要，又不能过量。

保持心情舒畅 良好的情绪能使体内各系统的生理功能保持正常，对预防肥胖起到一定的作用。

☺ 推荐食材、药材

豌豆 通利大肠	**荷叶** 祛脂降浊	**绿豆** 清热祛脂	**玉米须** 利水消肿
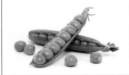	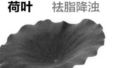	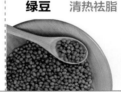	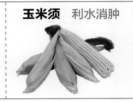

推荐好粥

香蕉玉米粥

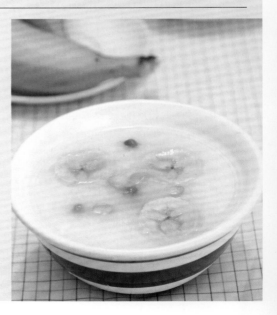

主料

香蕉、玉米粒、豌豆各适量，大米80克。

配料

冰糖适量。

做法

1. 大米洗净泡发；香蕉去皮，切片；玉米粒、豌豆分别洗净。
2. 锅置火上，注入清水，放入大米，用大火煮至米粒开花。
3. 放入香蕉片、玉米粒、豌豆、冰糖，用小火煮至粥成。

功效解读

本品具有消脂减肥的功效。

玉米须荷叶粥

主料

鲜荷叶、玉米须各适量，大米80克。

配料

盐2克，葱花适量。

做法

1. 将鲜荷叶洗净熬汁；玉米须洗净备用。

2. 锅中注清水，下入大米，用大火煮沸。

3. 改小火煮至粥浓稠时加入荷叶汁、玉米须同煮片刻，调入盐拌匀，撒上葱花即可。

功效解读

玉米须有利尿、利胆、调节血脂的功效；鲜荷叶清香升散，有消暑利湿、健脾升阳的功效。二味与大米合煮为粥，具有清热消肿、利尿、调节血脂的功效，有一定的塑身效果。

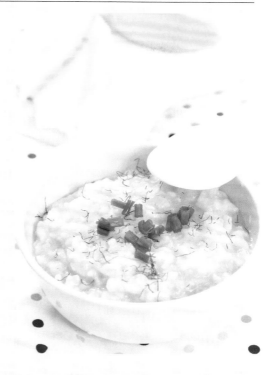

绿茶乌梅粥

主料

绿茶、乌梅各5克，大米80克。

配料

生姜5克，香菜适量，红糖3克，盐2克。

做法

1. 将大米泡发，洗净后捞出；生姜去皮，洗净切丝，与绿茶一同加水煮，取汁待用；香菜洗净，切碎；乌梅洗净备用。

2. 锅置火上，加入清水，倒入姜汁茶，放入大米，以大火煮沸。

3. 加入乌梅以小火同煮至浓稠，放入香菜煮片刻，调入盐、红糖拌匀即可。

功效解读

乌梅有敛肺、涩肠、生津的功效；绿茶有提神清心、消食化痰、瘦身减脂、除烦等功效。此粥能排毒养颜、减肥塑身。

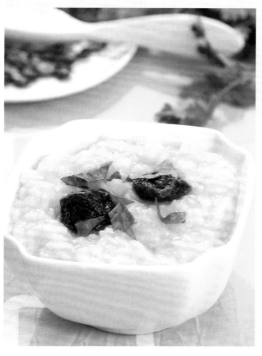

老少咸宜养生粥

139

燕麦枸杞粥

主料
燕麦50克，枸杞子10克，大米100克。

配料
白糖适量。

做法
1. 将枸杞子、燕麦分别泡发后洗净；大米洗净备用。
2. 燕麦、大米、枸杞子一起入锅，加水煮半小时至粥成。
3. 调入白糖，煮至白糖溶化即可。

功效解读
枸杞子是滋补佳品，且热量低，不会对身体造成负担。燕麦含有丰富的纤维素，能够促进胃肠蠕动，减轻体重。燕麦属低热量食品，食后易产生饱腹感。长期食用此粥，具有减肥的功效。

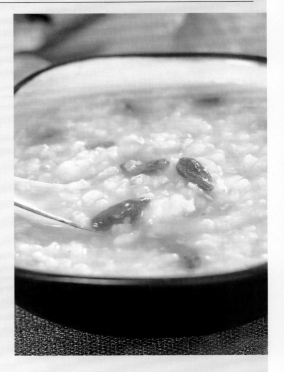

银耳山楂粥

主料
银耳30克，山楂20克，大米80克。

配料
白糖3克，葱花适量。

做法
1. 将大米洗净备用；银耳洗净泡发，切碎；山楂洗净，去核后切片。
2. 锅置火上，放入大米，倒入适量清水煮至米粒开花。
3. 放入银耳、山楂片同煮片刻，待粥煮至浓稠状时，调入白糖和葱花。

功效解读
银耳有滋阴润燥、补肾强精、增强抵抗力的功效；山楂可消脂减肥、健胃消食。银耳、山楂与大米共熬为粥，有瘦身效果。

绿豆莲子百合粥

主料

绿豆40克，莲子、百合各20克，大米50克，红枣5颗。

配料

白糖3克，葱花适量。

做法

1. 将大米、绿豆洗净泡发；莲子去心洗净；红枣、百合洗净切片。
2. 锅置火上，倒入清水，放入大米、绿豆、莲子一同煮沸。
3. 加入红枣、百合同煮至浓稠状，调入白糖，撒上葱花即可。

功效解读

绿豆能清热解毒、消暑除烦、利水消肿；百合能润肺、清火、安神；莲子能清心安神、滋养补虚、涩精止遗。上述材料合熬为粥，能清热解毒、排毒瘦身。

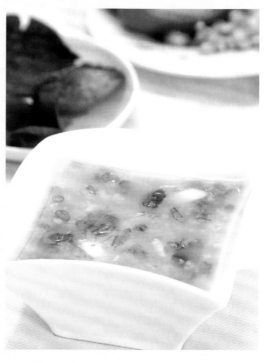

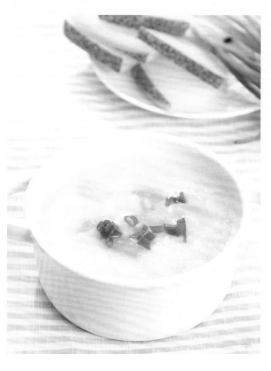

冬瓜银杏粥

主料

冬瓜25克，银杏20克，大米100克。

配料

生姜末少许，盐3克，胡椒粉2克，葱适量。

做法

1. 将银杏去壳，去皮，洗净；冬瓜去皮，去瓤，洗净切块；葱洗净，切花；大米洗净备用。
2. 锅置火上，注入清水后，放入大米、银杏，用大火煮至米粒完全开花。
3. 放入冬瓜块、生姜末，改用小火煮至粥成，调入盐、胡椒粉，撒上葱花即可。

功效解读

银杏能延缓衰老、美容养颜；冬瓜有调节血压、减肥瘦身、美容养颜、清热祛暑的功效。经常食用此粥，能排毒养颜、减肥塑身。

老少咸宜养生粥

麻仁葡萄粥

主料
麻仁10克,葡萄干、青菜各30克,大米80克。

配料
盐3克。

做法
1. 将大米洗净,泡发半小时;青菜洗净切丝;麻仁、葡萄干洗净备用。
2. 锅中注清水,放入大米,以大火煮沸。
3. 加入麻仁、葡萄干同煮至米粒开花,放入青菜丝煮至粥呈浓稠状,调入盐即可。

功效解读
麻仁具有润燥滑肠、利水通淋的功效;葡萄干能益气养血。麻仁与葡萄干共熬为粥,能补中益气、润肠通便、调理便秘;长期食用该粥,还能减肥塑身。

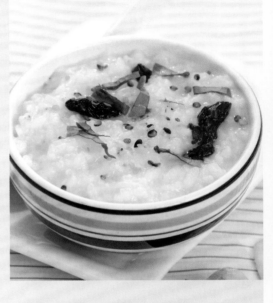

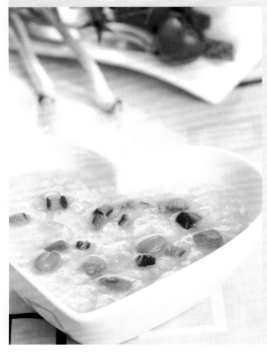

五色冰糖粥

主料
香菇丁、青豆各10克,胡萝卜丁20克,玉米粒25克,大米80克。

配料
冰糖5克。

做法
1. 将大米洗净泡发;玉米粒、胡萝卜丁、青豆洗净;香菇丁洗净泡发。
2. 锅置火上,注入清水,放入大米、青豆,用大火煮至米粒开花。
3. 放入香菇丁、玉米粒、胡萝卜丁煮至粥成,调入冰糖煮至溶化即可。

功效解读
胡萝卜有润肠通便的功效;玉米能刺激胃肠蠕动;青豆与玉米合用能促消化;香菇能调节血脂。此粥香甜可口,长期食用能减肥塑身。

白菜玉米粥

主料

白菜100克，玉米糁50克，黑芝麻适量。

配料

盐3克。

做法

1. 将白菜洗净切丝；黑芝麻洗净。
2. 锅置火上，注入清水烧沸后，边搅拌边倒入玉米糁。
3. 放入白菜丝、黑芝麻，用小火煮至粥成，调入盐即可。

功效解读

黑芝麻能改善血液循环，促进新陈代谢；白菜能润肠排毒；玉米有调中开胃、益肺宁心、利尿通便、清湿热、利肝胆、延缓衰老的功效。白菜、黑芝麻、玉米糁合熬为粥，长期食用，能排毒养颜、润肠通便、减肥塑身。

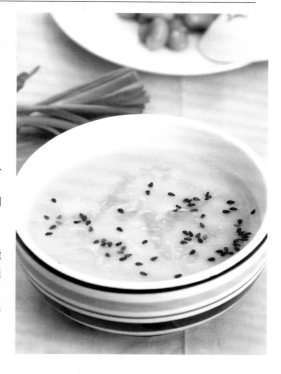

枸杞茉莉花粥

主料

枸杞子6颗，茉莉花10克，大米80克。

配料

盐4克。

做法

1. 将大米洗净浸泡半小时；茉莉花、枸杞子洗净备用。
2. 锅置火上，加入适量清水，放入大米，以大火煮至米粒开花。
3. 加入枸杞子同煮片刻，改小火煮至粥呈浓稠状，撒上茉莉花，调入盐即可。

功效解读

枸杞子有滋肾补肝、养肝明目的功效；茉莉花有温中和胃、通便利水的功效。枸杞子与茉莉花同煮为粥，能排毒瘦身。

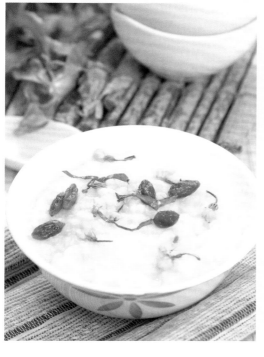

老少咸宜养生粥

143

健胃增食欲

食欲不振是指进食的欲望降低，完全不思进食则称为厌食。急、慢性胃炎，胃癌，肺结核，尿毒症，化疗药物的副作用等，均可引发食欲不振。食欲不振者宜食用如陈皮白糖粥、白菜鸭肉粥等有健脾理气、滋阴润肠作用的粥品。

🔍 饮食原则

补充维生素B₆ 维生素B₆参与人体内蛋白质、脂肪、碳水化合物及某些激素的代谢。适当补充维生素B₆，对多种病因引起的厌食、呕吐有一定的效果。

营养全面，品种多样 早餐和午餐的饭菜种类尽可能多一些，米饭、面食、肉类、鱼类、牛奶、蔬菜、水果等都可以吃一些，保证营养全面而丰富。晚餐则应尽量简单些。

多吃开胃的食物 应多吃些开胃的食物，如夏季可多吃些菠萝或柠檬，能起到开胃的效果。菠萝、柠檬与其他蔬菜水果搭配制成饮料也是不错的选择。

适当忌口 忌食过于油腻的食物，忌食过多生冷、坚硬、不易消化及有刺激性的食物，要戒烟、忌酒。

❤ 生活调理

积极参加户外活动，多亲近大自然，保证足够的睡眠时间，养成良好的生活习惯。

☺ 推荐食材、药材

猪肚 补虚健脾	**陈皮** 理气健脾	**猪肝** 养肝补血	**白菜** 通利肠胃
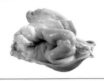	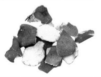	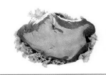	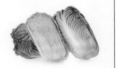

推荐好粥

陈皮白糖粥

主料

大米110克，陈皮10克。

配料

白糖5克。

做法

1. 将大米洗净泡发；陈皮掰碎，洗净备用。
2. 锅置火上，注清水，下大米与陈皮同煮。
3. 待粥煮至浓稠状时，加白糖调味即可。

功效解读

陈皮所含的挥发油对胃肠有温和的刺激作用，可促进消化液分泌。此粥有健脾开胃之效。

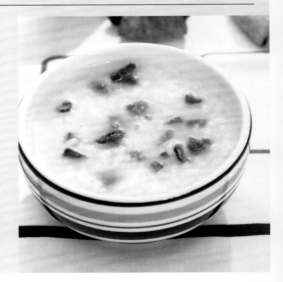

莲子红枣猪肝粥

主料

莲子、红枣各20克，猪肝50克，大米100克，枸杞子10克。

配料

盐3克，葱花适量。

做法

1. 将莲子洗净，浸泡半小时，去莲心；红枣洗净，对切去核；枸杞子洗净；猪肝洗净，切片；大米淘净，泡好。

2. 锅置火上，注清水，放入大米，以大火烧沸，放入红枣、莲子、枸杞子，转中火熬煮。

3. 至米粒开花时改小火，下入猪肝片，熬煮成粥，加盐调味，撒上葱花即可。

功效解读

莲子有养心安神、健脾补肾等功效。猪肝有明目、补肝、养血的功效。此粥可强健肠胃，适用于消化不良等症。

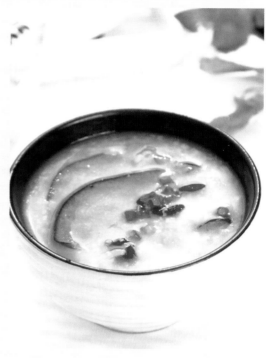

白菜鸭肉粥

主料

鸭肉30克，白菜50克，大米100克。

配料

盐3克，生姜丝、葱花各适量。

做法

1. 大米洗净，泡发半小时；鸭肉洗净，切块，入锅，锅里加适量清水、一半盐、生姜丝煲好，取鸭肉备用；白菜洗净，撕成小片。

2. 另起锅置火上，注清水，下入大米，以大火煮沸，转中火熬煮至米粒开花。

3. 下鸭肉熬香，下白菜煮熟，加入剩余的盐调味，撒上葱花即可。

功效解读

鸭肉有滋阴、养胃的功效；白菜有润肠排毒的功效。此粥可缓解消化不良等症。

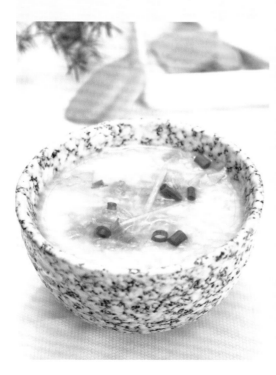

老少咸宜养生粥

145

红枣鸭肉粥

主料

大米100克，鸭肉30克，红枣20克。

配料

盐3克，生姜丝5克，葱花适量。

做法

1. 将红枣洗净，去核，切成小块；大米洗净，泡好；鸭肉洗净，切块，入锅加适量清水、一半盐、生姜丝煲好。

2. 大米另入锅，锅置火上，加入适量清水以大火煮沸，下入红枣，转中火熬煮至米粒开花。

3. 鸭肉连汁倒入米锅中，改小火熬煮成粥，加剩余的盐调味，撒上葱花即可。

功效解读

红枣有健脾益胃、补气养血的功效；鸭肉有滋五脏之阴、清虚劳之热、养胃生津、健脾消食等功效。本粥适合食欲不振的人士食用。

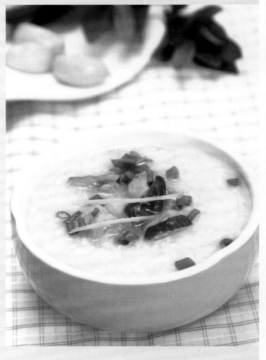

薏米豌豆粥

主料

薏米、豌豆、胡萝卜各20克，大米70克。

配料

白糖3克。

做法

1. 将大米、薏米、豌豆分别洗净；胡萝卜去皮，洗净切丁。

2. 锅置火上，注入适量清水，加入大米、薏米、豌豆同煮。

3. 待粥熬至浓稠时，下入胡萝卜丁稍煮，最后加入白糖调味即可。

功效解读

薏米能健脾益胃、祛湿利水；豌豆有和中益气、助消化、利小便的功效。本粥适合食欲不振的人士食用。

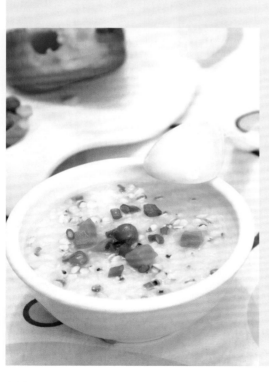

白术猪肚粥

主料

白术10克，猪肚30克，大米100克。

配料

生姜5克，盐3克，葱花适量。

做法

1. 将猪肚洗净，切成条；大米洗净，泡发。

2. 生姜、白术洗净，一同煎汁，滤渣取汁。

3. 锅中注清水并置火上，下入药汁与大米一同熬煮，待煮至米粒开花时，再下入猪肚。

4. 猪肚将熟时，加盐调味，撒上葱花即可。

功效解读

白术有健脾益气的作用；猪肚有健脾和胃、补虚的作用。猪肚、白术、生姜合熬成粥，有益气补中的效用，对消化不良、脾胃虚弱者有调养效果。

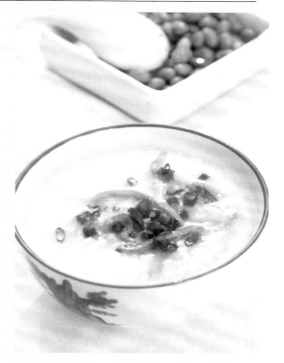

红枣玉米粥

主料

红枣25克，玉米糁100克。

配料

冰糖适量。

做法

1. 将玉米糁、红枣洗净。

2. 锅中注清水并置火上，下入红枣与玉米糁一同熬煮。

3. 待粥将熟时，加入冰糖，煮至溶化即可。

功效解读

玉米糁有补益脾胃、养心安神的作用，并且玉米糁含有丰富的营养物质，有滋阴养血的效用；红枣有补中益气、养血安神的功效，可调理食欲不振。此粥制作简易，效用显著，经常食用，有健脾养胃的功效。

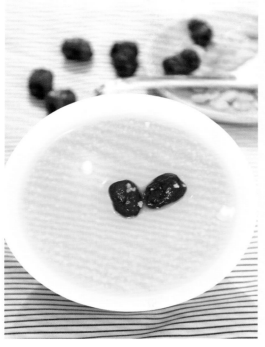

老少咸宜养生粥

止泻调肠道

腹泻又称"泄泻""下痢"，指大便次数过多，粪质稀薄或呈水样，多发生于夏季。引起腹泻的原因除饮食不洁外，还可能是消化系统发生功能性或器质性病变。排除脏器病变后，腹泻者宜食如香菇鸡腿粥等有补脾益气、解毒消肿作用的粥品。

🔍 饮食原则

少吃甜食 因糖类物质易发酵并导致胃肠胀气。

补充维生素C 宜多吃些富含维生素C的食物，还可以饮用富含维生素C的果汁。

少吃生冷水果 如梨、菠萝、阳桃、柿子等水果要少吃。

少吃不易消化的食物 少吃烧烤、油炸类食物；少吃精制类，尤其是腌制类肉食，如火腿、香肠等。

❤ 生活调理

腹泻期间，要注意休息和保暖，避免寒凉湿邪的侵袭；注意居住环境和个人卫生，防止交叉感染。

☺ 推荐食材、药材

鸡腿 养血补虚	**薏米** 健脾祛湿	**山药** 补脾止泻	**玉米粒** 健脾开胃
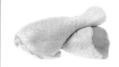		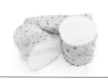	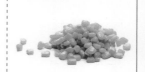

推荐好粥

香菇鸡腿粥

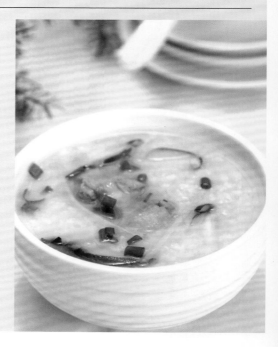

主料

香菇20克，鸡腿肉30克，大米100克。

配料

生姜丝、葱花、食用油各适量，盐、胡椒粉各3克。

做法

1. 将香菇洗净，切成片；大米洗净；鸡腿肉洗净，切块，再下入油锅中过油，盛出备用。

2. 砂锅中注入清水，放入大米，锅置火上，以大火煮沸，加入香菇片、生姜丝，以中火熬煮至米粒开花。

3. 加入鸡腿肉，熬成浓稠状，调入盐、胡椒粉调味，撒上葱花即可。

功效解读

鸡腿肉可补脾益气。本粥适合腹泻患者食用。

家常鸡腿粥

主料

大米80克，鸡腿肉200克。

配料

料酒5毫升，盐、葱花各3克，胡椒粉2克。

做法

1. 大米洗净；鸡腿肉洗干净，切成小块，用料酒腌渍片刻。

2. 锅中加入适量清水，置火上，下入大米以大火煮沸，放入腌好的鸡腿块，以中火熬煮至米粒开花。

3. 改小火，待粥熬至浓稠状时，加盐、胡椒粉调味，撒上葱花即可。

功效解读

鸡肉有补脾益气、补精填髓的功效。鸡肉与有补中益气、健脾养胃功效的大米合熬为粥，能健脾养胃，可用于腹泻等症。

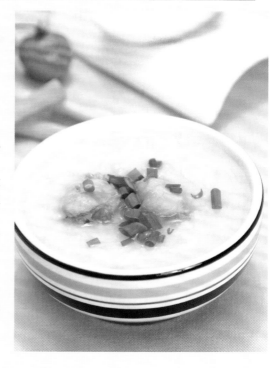

鸡腿猪肉粥

主料

鸡腿肉、猪肉各50克，大米100克。

配料

生姜丝5克，盐2克，香油、葱花各适量。

做法

1. 猪肉洗净，切片；大米洗净，泡好；鸡腿肉洗净，切小块。

2. 锅置火上，注清水，放入大米，以大火煮沸，放入鸡腿块、猪肉片、生姜丝，以中火熬煮至米粒开花。

3. 以小火将粥熬煮至浓稠，调入盐调味，淋上香油，撒入葱花即可。

功效解读

鸡肉有补脾益气、补虚填精的功效；猪肉有补肾养血、滋阴润燥的功效。此粥可用于腹泻等症。

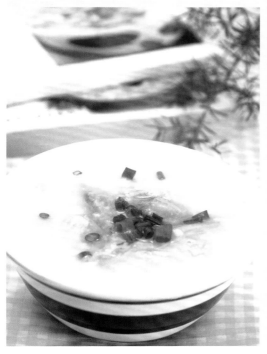

老少咸宜养生粥

红枣薏米粥

主料

红枣、薏米各20克,大米70克。

配料

白糖3克,葱5克。

做法

1. 将大米、薏米洗净泡发;红枣洗净,去核,切成小块;葱洗净,切花。
2. 锅置火上,倒入清水,放入大米、薏米,以大火煮沸。
3. 加入红枣煮至浓稠状,撒上葱花,调入白糖拌匀即可。

功效解读

红枣有健脾胃、补气血、安神的功效;薏米有健脾渗湿的功效;大米有补中益气、健脾养胃的功效。红枣、薏米、大米合熬为粥,有补脾止泻的作用。

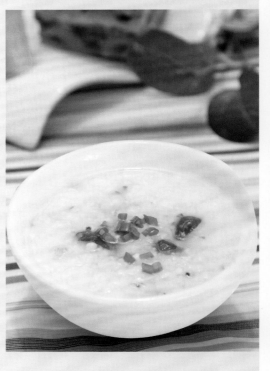

黄花瘦肉粥

主料

干黄花菜50克,猪瘦肉30克,大米120克。

配料

盐2克,葱花、生姜末各适量。

做法

1. 将猪瘦肉洗净,切丝;干黄花菜用温水泡发,洗净,切碎;大米洗净,浸泡半小时后捞出,沥干水分。
2. 锅置火上,注清水,放入大米,以大火烧沸;改中火,放入猪瘦肉丝、黄花菜碎、生姜末,煮至猪瘦肉变熟。
3. 以小火将粥熬至浓稠状,调入盐,撒上葱花即可。

功效解读

黄花菜有清热利湿、解毒消肿、健脾益胃的功效。本粥适合腹泻患者食用。

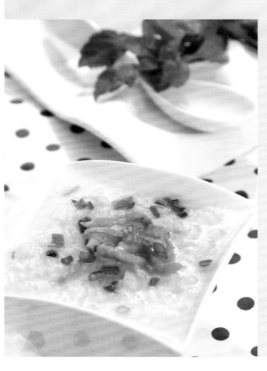

山药薏米白菜粥

主料

山药、薏米各20克，白菜30克，大米70克。

配料

盐2克，枸杞子适量。

做法

1. 将大米、薏米均洗净泡发；山药洗净，去皮后切块；白菜洗净，切丝；枸杞子洗净备用。

2. 锅置火上，倒入清水，放入大米、薏米、山药，以大火煮沸。

3. 加入白菜和枸杞子，煮至粥呈浓稠状，调入盐拌匀即可。

功效解读

薏米能健脾渗湿，可用于泄泻、水肿等症；山药能健脾、补肾，适合病后虚弱、慢性肾炎或长期腹泻者食用。此粥能健脾祛湿、补益肠胃，对肠胃不适及腹泻者都有很好的补益功效。

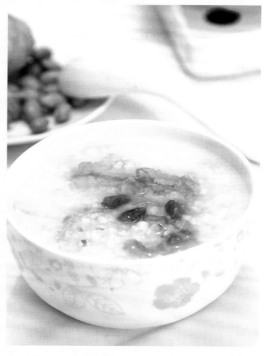

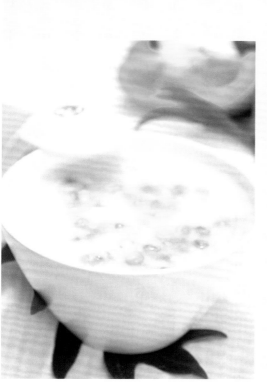

薏米绿豆粥

主料

大米60克，薏米40克，绿豆、玉米粒各30克。

配料

盐2克。

做法

1. 将大米、薏米、绿豆洗净泡发；玉米粒洗净。

2. 锅置火上，倒入适量清水，放入大米、薏米、绿豆，以大火煮至米粒开花。

3. 加入玉米粒煮至粥呈浓稠状，调入盐拌匀。

功效解读

绿豆有滋补强身、调和五脏、清热解毒、消暑止渴、利水消肿的功效；薏米可健脾胃、利小便。食用此粥，能缓解腹泻等症。

老少咸宜养生粥

润肠通宿便

便秘主要是指排便次数减少、每次排便量减少、粪便干结、排便费力等症状。如症状持续6个月即为慢性便秘。便秘也是老年人秋季常见的症状。有便秘症状的老年人宜食用如胡萝卜洋葱菠菜粥、绿豆玉米粥等有润肠通便作用的粥品。

🔍 饮食原则

多食粗纤维食物 粗纤维食物能刺激肠道，促进胃肠蠕动，增强身体排便能力，如粗粮、新鲜蔬菜等。

多喝水 肠道保持足够的水分，有利于粪便排出。

多食用含B族维生素的食物 B族维生素可促进消化液分泌，维持和促进肠道蠕动，有利于排便，如粗粮、豆类及其制品等。

多食易产气的食物 此类食物可以促进胃肠蠕动，有利于排便，如洋葱、胡萝卜、蒜苗等。

❤ 生活调理

便秘者应养成每日定时排便的习惯，加强锻炼，忌久坐；避免长期服用泻药或灌肠，否则易导致胃肠对药物产生依赖性，肠道蠕动减慢，形成习惯性便秘。

☺ 推荐食材、药材

莴笋 宽肠通便	**胡萝卜** 消食通便	**洋葱** 健脾润肠	**菠菜** 通肠导便
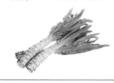	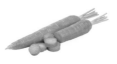	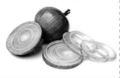	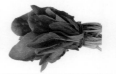

推荐好粥

胡萝卜洋葱菠菜粥

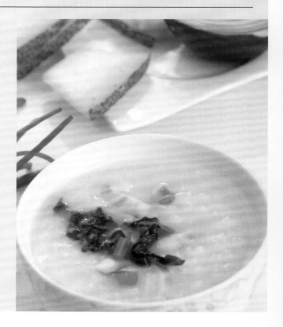

主料

胡萝卜、洋葱、菠菜各20克，大米100克。

配料

盐3克。

做法

1. 胡萝卜洗净切丁；洋葱洗净切丝；菠菜洗净，切成小段；大米洗净，泡发1小时后捞出，沥干水分。

2. 锅置火上，注入清水，放入大米，用大火煮至米粒开花，放入胡萝卜丁、洋葱丝。

3. 用小火煮至粥成，下入菠菜段稍煮，放入盐调匀即可食用。

功效解读

此粥适合便秘患者食用。

山药莴笋粥

主料

山药30克，莴笋20克，白菜15克，大米90克。

配料

盐3克，香油5毫升。

做法

1. 将山药去皮洗净，切块；白菜洗净，撕成小片；莴笋去皮洗净，切片；大米洗净，泡发半小时后捞起备用。

2. 锅置火上，内注清水，放入大米，用大火煮至米粒开花；放入山药块、莴笋片同煮。

3. 待煮至粥成时，下入白菜片再煮3分钟，放入盐、香油搅匀即可。

功效解读

山药有补脾养胃、助消化的功效；莴笋有增进食欲、刺激消化液分泌、促进胃肠蠕动等功能。此粥有润肠通便的功效。

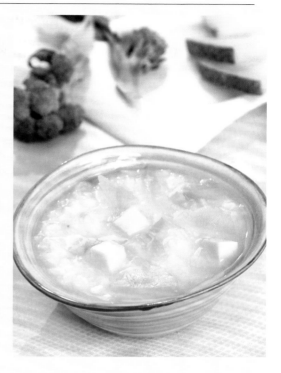

绿豆玉米粥

主料

大米、绿豆各40克，玉米粒20克。

配料

胡萝卜、鲜百合各适量，白糖4克。

做法

1. 大米、绿豆均洗净泡发；胡萝卜洗净，切丁；玉米粒洗净；鲜百合洗净，掰成瓣。

2. 锅置火上，倒入清水，放入大米、绿豆煮至开花。

3. 加入胡萝卜丁、玉米粒、百合瓣同煮至粥呈浓稠状，调入白糖拌匀即可。

功效解读

玉米含有蛋白质、脂肪、维生素E、胡萝卜素、B族维生素等营养物质，有润肠通便的功效；绿豆有清热解毒、消暑除烦、利水消肿的功效。此粥适合便秘患者食用。

老少咸宜养生粥

强身防感冒

反复感冒多见于体弱的儿童及体虚者。此类人群宜食用如肉桂大米粥、山药扁豆粥等有温补元阳、增强免疫力作用的粥品。

🔍 饮食原则

中医将感冒分为风寒感冒、风热感冒、暑湿感冒、气虚感冒等类型。风寒感冒者宜选用白芷、肉桂、葱白、生姜、花椒等可以散寒发汗的食物；风热感冒者应选用石膏、菊花、金银花、桑叶、豆腐等具有清热解表作用的药材和食物；暑湿感冒患者应选择藿香、砂仁等药材；气虚感冒患者应选用红枣、红豆、黄芪等食物或药材。

❤ 生活调理

反复感冒的人士要加强体育锻炼，如晨跑、打太极、游泳等，坚持锻炼，可以提高人体的免疫功能。尽量避免不规律的生活状态，如饥饱无度、熬夜、饮酒过量等。儿童则要避免挑食，尽量做到饮食多样化，摄取足够营养。

☺ 推荐食材、药材

肉桂 温补肾阳	**南瓜** 补中益气	**扁豆** 除湿解毒	**豆腐** 滋阴解毒
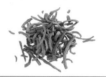	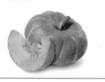	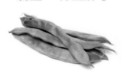	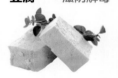

推荐好粥

肉桂大米粥

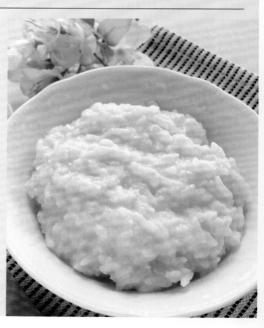

主料

肉桂20克，大米100克。

配料

白糖3克。

做法

1. 将大米洗净，泡发半小时，捞出，沥干水分备用；将肉桂洗净，加适量清水，以小火熬汁，取汁待用。
2. 锅置火上，加入适量清水，放入大米，以大火煮沸，再倒入肉桂汁。
3. 以小火煮至浓稠状，调入白糖拌匀即可。

功效解读

此粥具有温补元阳、健脾养胃的功效，适合风寒感冒患者食用。

南瓜红豆粥

主料

红豆10克，南瓜20克，大米100克。

配料

白糖6克。

做法

1. 将大米洗净泡发；红豆洗净泡发；南瓜去皮，去瓤，洗净，切小块。
2. 锅置火上，注入清水，放入大米、红豆、南瓜块，用大火煮至米粒开花。
3. 改用小火煮至粥成，调入白糖即可。

功效解读

红豆有利水、除湿、解毒的功效；南瓜有补中益气、解毒消炎的功效。此粥香甜可口，能增强机体抵抗力，适合气虚感冒患者食用。

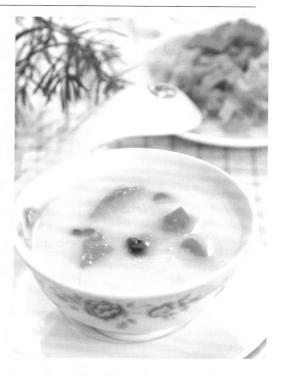

豆腐菠菜玉米粥

主料

玉米粉90克，菠菜叶10克，豆腐30克。

配料

盐2克，香油5毫升。

做法

1. 将菠菜叶洗净，切段；豆腐洗净，切块。
2. 锅置火上，注入清水烧沸后，放入玉米粉，用筷子搅匀。
3. 放入菠菜段、豆腐块煮至粥成，调入盐，滴入香油即可食用。

功效解读

豆腐有益气、和胃、健脾等功效；菠菜含有大量的维生素，能促进生长发育，增强机体免疫力，也能促进人体新陈代谢、延缓衰老。此粥可缓解气虚感冒引起的头痛。

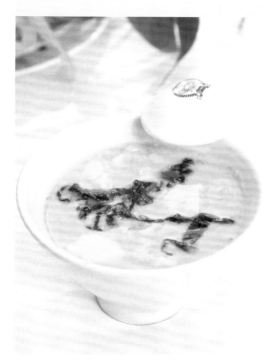

老少咸宜养生粥

小白菜胡萝卜粥

主料

小白菜30克，胡萝卜20克，大米100克。

配料

盐2克，香油适量。

做法

1. 将小白菜洗净，切丝；胡萝卜洗净，切小块；大米洗净泡发。
2. 锅置火上，注清水后放入大米，用大火煮至米粒开花。
3. 放入胡萝卜块、小白菜丝，用小火煮至粥成，放入盐，滴入香油即可食用。

功效解读

小白菜有通利肠胃、清热解毒、止咳化痰、利尿的功效；胡萝卜能利膈宽肠、增强免疫功能，可治消化不良、胃肠不适等症。此粥能缓解风热感冒引起的鼻塞、咳嗽等症状。

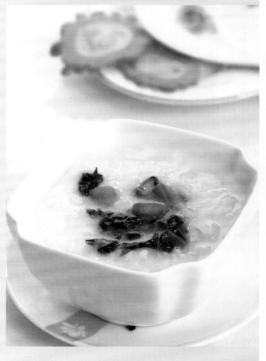

空心菜粥

主料

空心菜梗15克，大米100克。

配料

盐2克。

做法

1. 大米洗净，泡发；空心菜梗洗净，切段。
2. 锅置火上，注清水后放入大米，用大火煮至米粒开花。
3. 放入空心菜梗段，用小火煮至粥成，调入盐搅匀，即可食用。

功效解读

空心菜有利尿、清热解毒、通便的功效。大米与空心菜合熬为粥，有清热解毒的功效。此粥适合风热感冒患者食用。

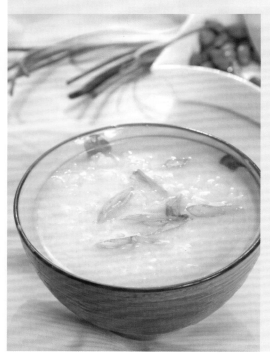

山药扁豆粥

主料

山药、大米各50克，扁豆15克。

配料

白糖适量。

做法

1. 将大米洗净泡发；扁豆洗净切片；山药去皮，洗净切块。
2. 锅置火上，注清水，下入大米、扁豆共煮至八成熟。
3. 将山药加入锅中，以小火煮成粥呈浓稠状。
4. 调入适量白糖即可。

功效解读

山药能健脾、补肺、益肾；扁豆具有健脾和中、消暑化湿的作用。上物合熬为粥，有消暑化湿的功效，适宜暑湿感冒患者食用。

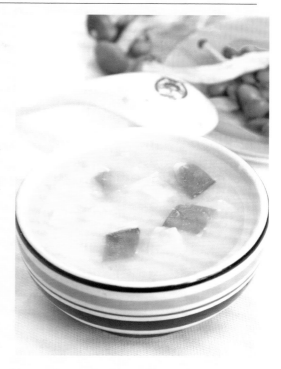

芋头香菇粥

主料

香菇15克，芋头35克，猪肉30克，大米100克。

配料

盐3克，虾米、芹菜丁各适量。

做法

1. 香菇洗净泥沙，切片；猪肉洗净，切末；芋头洗净，去皮，切小块；虾米用水稍泡，洗净捞出；大米淘净，泡好。
2. 锅置火上，锅中注清水，放入大米烧沸，改中火，下入其余备好的主料与虾米。
3. 粥熬至浓稠状，加盐调味，撒入芹菜丁即可。

功效解读

芋头有益胃、宽肠、散结的功效；香菇可益气补虚。此粥适合气虚感冒患者食用。

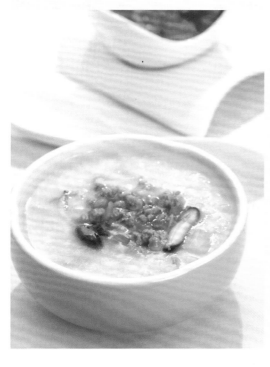

老少咸宜养生粥

祛痰治咳嗽

咳嗽是呼吸系统出现病变时表现出的一个症状，也是人体清除呼吸道内分泌物或异物时的一种保护性行为。如果患者体内存在细菌、病毒等，可能引发咳嗽。当气温或气压发生剧烈变化时，也可能引起咳嗽，所以，咳嗽经常发生在寒冷的季节或季节交替时。咳嗽者可适当食用如枇杷叶冰糖粥等有清热解毒、化痰止咳作用的粥品。

🔍 饮食原则

多喝温热的白开水；感冒咳嗽时，人体内维生素的消耗会增加，所以在饮食中要多吃一些富含维生素的深绿色、橙色的蔬菜和水果；在感冒咳嗽时，不宜吃得过咸或过甜，不宜进食油腻或刺激性食物，不宜食用辛辣、寒凉类食物，不宜食用海鲜；患病期间要少食多餐，注意营养的合理搭配，可适量增加牛奶、鸡蛋羹、水果或粥的摄入。

❤ 生活调理

平时应注意保护呼吸道，避免接触诱发咳嗽的因素，如要避免有害气体、烟雾、粉尘等对呼吸道的损害；还应该加强锻炼，增强体质，提高免疫力；最后，还应当保持室内空气流通。

😊 推荐食材、药材

鲫鱼 健脾利湿	**银杏** 敛肺定喘	**百合** 养阴润肺	**芹菜** 清热解毒
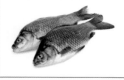	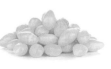		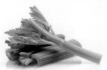

推荐好粥

花生粥

主料

大米100克，花生米30克。

配料

盐2克，葱花适量。

做法

1. 大米洗净，泡发；花生米洗净。
2. 锅置火上，锅中注水，下入大米和花生米，熬煮至呈浓稠状。
3. 加盐调味，撒上葱花即可。

功效解读

此粥有润肺止咳的功效，适合咳嗽患者食用。

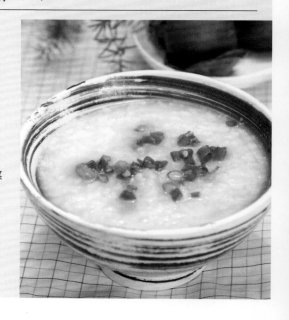

鲫鱼玉米粥

主料

大米80克，鲫鱼30克，玉米粒20克。

配料

盐3克，料酒5毫升，香油3毫升，白醋2毫升，葱花、生姜丝各适量。

做法

1. 将大米淘洗净，再用清水浸泡；将鲫鱼洗净后切小片，用料酒腌渍；玉米粒洗净备用。
2. 锅置火上，放入大米，加适量清水，用大火煮至五成熟。
3. 放入鲫鱼片、玉米粒、生姜丝，调小火煮至米粒开花，加盐、香油、白醋调匀，撒上葱花。

功效解读

鲫鱼有健脾开胃、利尿消肿、止咳平喘、清热解毒的功效；玉米有益肺宁心、清湿热、利肝胆的功效。此粥适用于痰热咳嗽等症。

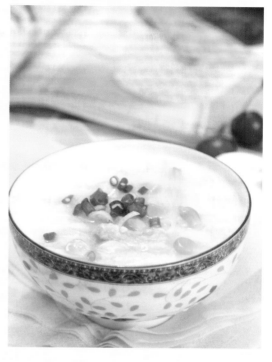

青鱼芹菜粥

主料

大米100克，青鱼肉30克，芹菜20克。

配料

盐3克，料酒10毫升，香油3毫升，枸杞子、生姜丝各适量。

做法

1. 将大米洗净泡发；将青鱼肉洗净，用料酒腌渍；将芹菜洗净切丁；枸杞子洗净备用。
2. 锅置火上，注入适量清水，放入大米煮至五成熟。
3. 放入青鱼肉、生姜丝、枸杞子煮至粥成，放入芹菜丁稍煮后加盐、香油，调匀即可。

功效解读

青鱼有益气化湿、养胃和中的功效；芹菜可祛风利喉。此粥适合咳嗽患者食用。

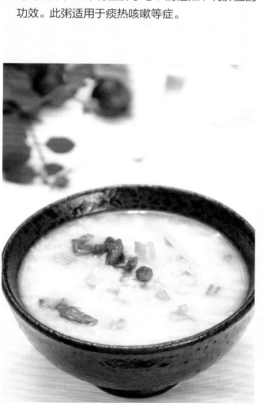

老少咸宜养生粥

159

枸杞牛肉粥

主料

牛肉100克，枸杞子50克，大米80克。

配料

生姜丝5克，盐3克。

做法

1. 大米洗净，浸泡半小时；牛肉洗净，切丝；枸杞子洗净。
2. 大米、枸杞子入锅，加适量清水，锅置火上，以大火烧沸，下入牛肉、生姜丝。
3. 以小火熬煮成粥，加盐调味即可。

功效解读

枸杞子有滋阴益肾、润肺、养肝明目的作用，多用于治疗虚劳咳嗽等症；牛肉有温胃滋养、止咳化痰、强健筋骨的功效。牛肉、枸杞子、大米合熬为粥，有润肺、益气的功效。

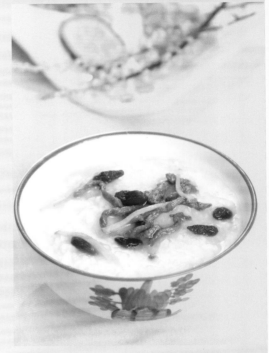

牛肉南瓜粥

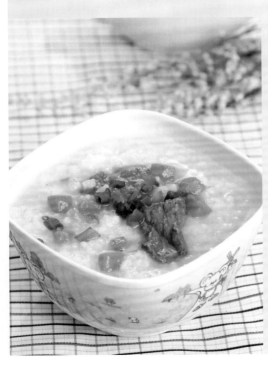

主料

牛肉120克，南瓜、大米各100克。

配料

盐3克，生抽5毫升，葱花适量。

做法

1. 将南瓜洗净去皮，去瓤，切丁；大米洗净，泡好；牛肉洗净切片，用少许盐、生抽腌渍。
2. 锅置火上，注清水，放入大米、南瓜丁，以大火烧沸，转中火熬煮至米粒软散。
3. 下入牛肉片，转小火待粥熬出香味，加剩余盐调味，撒上葱花即可。

功效解读

南瓜有增强机体免疫力的功效；牛肉有止咳化痰、补虚养血的功效。此粥适合体虚的慢性咳嗽者食用。

枇杷叶冰糖粥

主料

枇杷叶20克，大米100克。

配料

冰糖4克。

做法

1. 将大米洗净，泡发半小时后捞出，沥干水分；枇杷叶刷洗干净，切成细丝。

2. 锅置火上，倒入清水，放入大米，以大火煮至米粒开花。

3. 以小火煮至粥呈浓稠状，加入枇杷叶细丝，下入冰糖煮至溶化即可。

功效解读

枇杷叶能化痰止咳、和胃止呕，为清解肺热、胃热的常用药，可调理肺热咳喘、咯血、胃热呕吐等症。此粥用于辅助治疗肺热咳嗽，效果显著。

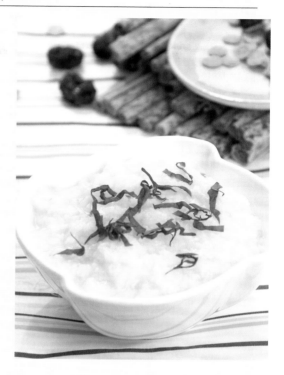

红豆枇杷叶粥

主料

红豆80克，枇杷叶15克，大米100克。

配料

盐2克。

做法

1. 将大米洗净泡发；枇杷叶刷洗干净，切丝；红豆洗净泡发。

2. 锅置火上，倒入清水，放入大米、红豆，以大火煮至米粒开花。

3. 转小火煮至粥呈浓稠状，放入枇杷叶，调入盐拌匀即可。

功效解读

红豆有健脾祛湿、益气生津、增强抵抗力的功效；枇杷叶有化痰止咳、和胃止呕的功效。红豆、枇杷叶、大米合熬为粥，有化痰止咳的功效。

老少咸宜养生粥

养胃缓胃痛

胃痛是一种很常见的不适症状，常常被人们忽视。胃痛多见急、慢性胃炎，胃及十二指肠溃疡等；也见于胃黏膜脱垂、胃下垂、胰腺炎等病症。胃痛者可食用如玉米燕麦粥、南瓜百合粥等有健脾益胃、消炎止痛作用的粥品。

饮食原则

胃部不适的时候，主食应该以面食、粥类为主；适宜吃清淡的食物；有规律地进餐，有助于消化；食物的温度应以"不烫不凉"为度；少吃油炸食物，因为这类食物不容易消化，会加重消化道负担；少吃腌制食物，这些食物中含有较多的盐分及某些可致癌物；少吃刺激性食物，这类食物对消化道黏膜具有较强的刺激作用，容易引起腹泻或加重消化道炎症。

生活调理

胃痛患者生活要有规律，不要熬夜；要减少无谓的烦恼，保持心情愉快；睡前2~3小时不要进食；日常生活中应避免穿太紧的衣服；体重超重者要适当减肥。

☺ 推荐食材、药材

黄花菜 健脾益胃	**西葫芦** 益胃消肿	**西蓝花** 养胃抗癌	**酸奶** 补虚益胃
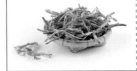	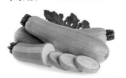		

推荐好粥

春笋西葫芦粥

主料

春笋10克，西葫芦20克，糯米100克。

配料

盐3克，葱适量。

做法

1. 糯米洗净泡发；春笋去皮洗净，切丝；西葫芦洗净，切丝；葱洗净，切花。

2. 锅置火上，注入清水，放入糯米用大火煮至米粒绽开，放入春笋丝、西葫芦丝。

3. 改用小火煮至粥呈浓稠状时，加入盐调味，撒上葱花即可。

功效解读

本粥适合胃痛患者食用。

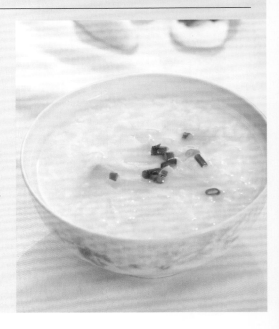

玉米燕麦粥

主料

玉米粉80克，燕麦50克，酸奶适量。

配料

白糖5克，葱段适量。

做法

1. 将燕麦、葱段洗净备用。

2. 锅置火上，倒入适量清水煮沸后，缓缓倒入玉米粉，搅拌至半凝固。

3. 放入燕麦，用小火煮至粥呈浓稠状，调入白糖，煮至白糖溶化；盛入碗内，调入酸奶，撒入葱段即可食用。

功效解读

酸奶有调肠益胃的功效；玉米有健脾益胃、通便利尿的功能。此粥对胃肠疾病患者有一定的食疗功效。

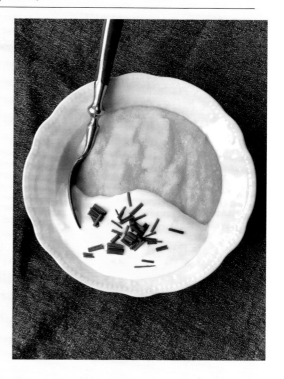

木耳山药粥

主料

水发黑木耳20克，山药30克，大米100克。

配料

盐2克，香油5毫升，葱适量。

做法

1. 大米洗净泡发；山药去皮，洗净，切块；水发黑木耳洗净，切丝；葱洗净，切花。

2. 锅置火上，注入清水后，放入大米用大火煮至米粒绽开，然后放入山药块、黑木耳丝。

3. 改用小火煮至粥成，调入盐，滴入香油，撒上葱花即可食用。

功效解读

黑木耳有补益气血、滋阴补肾、活血等功效；山药可补脾胃、助消化。黑木耳与山药同煮成粥，对胃肠不适有很好的缓解作用。

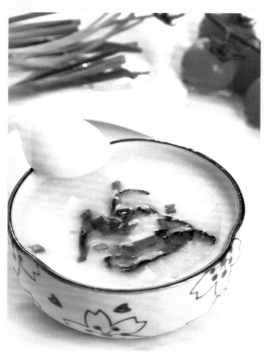

老少咸宜养生粥

黄花芹菜粥

主料

干黄花菜、芹菜各15克，大米100克。

配料

香油5毫升，盐2克。

做法

1. 芹菜洗净，切成小段；干黄花菜洗净，泡发，切小段；大米洗净，泡发半小时。
2. 锅置火上，注入适量清水后，放入大米，用大火煮至米粒绽开。
3. 放入芹菜段、黄花菜段，改用小火煮至粥成，调入盐，滴入香油即可食用。

功效解读

芹菜可润肠通便；黄花菜可止血、消炎、养肝、清热、利湿。此粥对胃肠病患者有一定食疗作用。

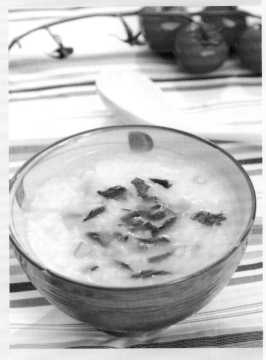

南瓜百合粥

主料

南瓜、鲜百合各30克，糯米、糙米各40克。

配料

白糖5克。

做法

1. 将糯米、糙米洗净泡发；将南瓜去皮，去瓤，洗净，切丁；将鲜百合洗净，掰成片。
2. 锅置火上，倒入清水，放入糯米、糙米、南瓜丁，以大火煮沸。
3. 加入鲜百合片以小火同煮至浓稠状，调入白糖拌匀即可。

功效解读

南瓜有润肺益气、化痰、消炎止痛、调节血糖的功效；百合具有养阴润肺、清心安神的功效。此粥具有滋阴益胃的功效。

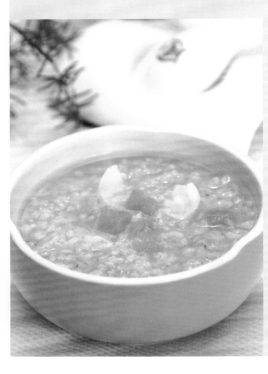

西蓝花香菇粥

主料

西蓝花35克，香菇30克，胡萝卜20克，大米100克。

配料

盐2克。

做法

1. 大米洗净；西蓝花洗净，撕成小朵；胡萝卜洗净，切成丁；香菇洗净，切丝。
2. 锅置火上，注入清水，放入大米用大火煮至米粒绽开，放入西蓝花、胡萝卜丁、香菇丝。
3. 改用小火煮至粥成，加入盐调味，即可食用。

功效解读

西蓝花有补脾和胃、补肾填精的功效；香菇有健脾开胃、扶正补虚的功效。此粥能缓解胃部不适。

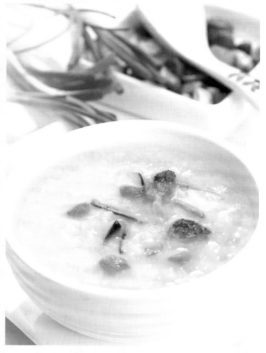

香菇葱花粥

主料

香菇15克，大米100克。

配料

盐3克，葱少许。

做法

1. 大米洗净，泡发；香菇洗净，切丝；葱洗净，切花。
2. 锅置火上，注入清水，放入大米，用大火煮至米粒开花。
3. 放入香菇丝，用小火煮至粥成后，加入盐调味，撒上葱花即可。

功效解读

香菇之味鲜美，香气沁人，有增强人体免疫力、延缓衰老、增加食欲的功效；大米有补中益气、健脾养胃的功效。香菇、大米合熬为粥，有益气和胃的功效，可缓解胃痛症状。

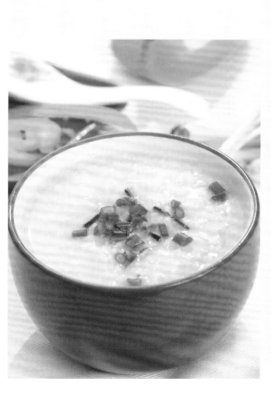

老少咸宜养生粥

安神助好眠

失眠是春季的常发病，尤其是对心情较抑郁、工作压力较大及对声音敏感的人来说，极易出现失眠症状。失眠者宜经常食用如樱桃燕麦粥、莲子青菜粥等有镇静安神、补中益气作用的粥品。

🔍 饮食原则

宜食具有养心安神作用的药材和食物，如酸枣仁、柏子仁、合欢皮、茯神、远志等；宜食用富含铜、铁、色氨酸等物质的食物，如牡蛎、豌豆、无花果、葡萄、黄花菜等；规律饮食，不暴饮暴食；饮食宜清淡，少食不易消化和有刺激性的食物；多食水果、蔬菜等富含膳食纤维的食物。

❤ 生活调理

保持乐观向上、知足常乐的良好心态；生活有规律；创造有助睡眠的条件，如睡前洗热水澡、喝热牛奶等；白天进行适度体育锻炼，有助于晚上的入睡；远离噪音、避免光线刺激等；避免睡觉前喝茶、喝咖啡、饮酒等。

☺ 推荐食材、药材

樱桃 养血安眠	**燕麦片** 养血安神	**莲子** 养心安神	**皮蛋** 养阴安神
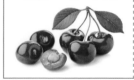		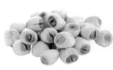	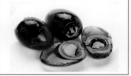

推荐好粥

樱桃燕麦粥

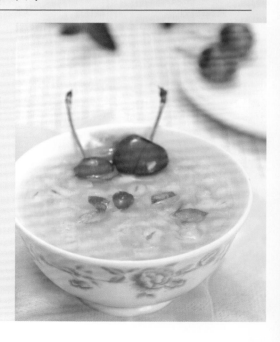

主料

樱桃5颗，燕麦60克，大米30克。

配料

白糖12克。

做法

1. 将燕麦、大米均洗净泡发；樱桃洗净备用。
2. 锅置火上，注入清水，放入燕麦、大米，用大火煮至熟烂。
3. 改用小火，放入樱桃煮至粥成，加入白糖调味即可食用。

功效解读

樱桃具有益气、健脾、和胃、祛风湿、养血的功效，与燕麦同煮成粥，有补中益气、增强免疫力、镇静安神的作用。

瘦肉生姜粥

主料

生姜10克，猪瘦肉30克，大米100克。

配料

料酒10毫升，葱花适量，盐、胡椒粉各3克。

做法

1. 生姜洗净，去皮，切末；猪瘦肉洗净，切丝，用1克盐和料酒腌15分钟；大米洗净泡发。

2. 锅置火上，锅中放清水，放入大米，以大火烧沸；然后改中火，下入猪瘦肉丝、生姜末，煮至猪瘦肉丝变熟。

3. 待粥煮至浓稠状，下入剩余盐、胡椒粉调味，撒上葱花即可。

功效解读

生姜有解表、散寒、止呕的功效；猪瘦肉有滋阴润燥、丰肌泽肤的作用。生姜与猪瘦肉熬煮成粥，有增强免疫力、补气安神的功效。

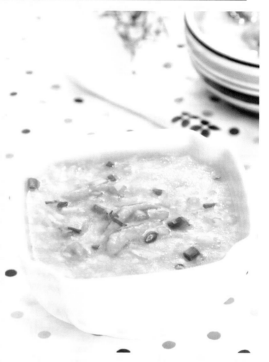

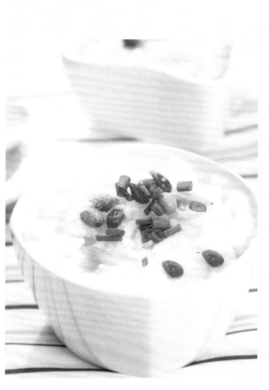

枸杞麦冬花生粥

主料

花生米30克，大米80克，枸杞子、麦冬各10克。

配料

白糖3克，葱花适量。

做法

1. 将大米洗净泡发；枸杞子、花生米、麦冬均洗净。

2. 锅置火上，倒入适量清水，放入大米、花生米、麦冬同煮。

3. 待粥将熟，放入枸杞子、葱花，调入白糖。

功效解读

枸杞子有养肝、滋肾、润肺的功效；麦冬有养阴生津、润肺清心的功效，可调理内热消渴、心烦失眠。此粥有滋阴润肺、清心安神的功效。

老少咸宜养生粥

皮蛋瘦肉粥

主料

大米100克，皮蛋1个，猪瘦肉30克。

配料

盐3克，生姜丝、葱花、香油各适量。

做法

1. 大米洗净泡发；皮蛋去壳，洗净切丁；猪瘦肉洗净切末。

2. 锅置火上，注入清水，放入大米，以大火煮至五成熟。

3. 放入皮蛋丁、猪瘦肉末、生姜丝煮至粥将成，放入盐、香油调匀，撒上葱花即可。

功效解读

皮蛋能增进食欲，促进人体对营养物质的消化吸收，具有润肺、安神、养阴的食疗作用；猪瘦肉能补虚强身、滋阴润燥。此粥适合失眠患者食用。

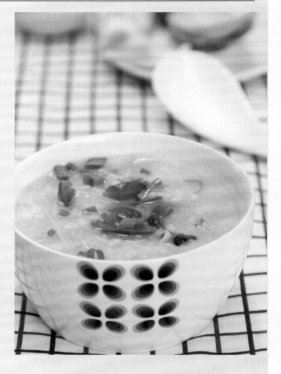

莲子青菜粥

主料

莲子30克，青菜少许，大米100克。

配料

白糖5克。

做法

1. 将大米、莲子洗净，用清水浸泡；将青菜洗净切丝。

2. 锅置火上，放入大米、莲子，加适量清水熬煮至粥成。

3. 放入青菜丝，加白糖稍煮，调匀便可食用。

功效解读

莲子中的钙、磷和钾含量非常丰富，有促进凝血、清心安神等作用。此粥适合心烦失眠患者食用。

桂圆核桃青菜粥

主料

大米80克，桂圆肉、核桃仁各20克，青菜10克。

配料

白糖5克。

做法

1. 大米洗净泡发；青菜洗净，切成细丝。

2. 锅置火上，放入大米，加清水煮至八成熟。

3. 放入桂圆肉、核桃仁煮至米粒开花，放入青菜丝稍煮，加白糖调匀即可。

功效解读

桂圆肉有养血益脾、补心安神的功效。中医常用桂圆调理心脾虚损和气血不足所致的失眠、健忘、惊悸、眩晕等症。此粥有补心安神的功效。

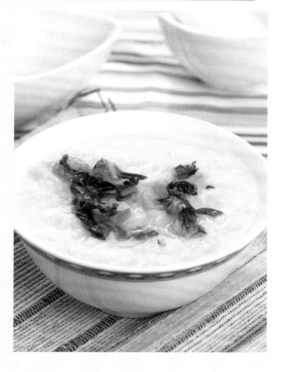

核桃红枣木耳粥

主料

核桃仁20克，红枣5颗，水发黑木耳适量，大米80克。

配料

白糖4克。

做法

1. 大米洗净泡发；黑木耳洗净，切丝；红枣洗净，去核；核桃仁洗净备用。

2. 锅置火上，倒入适量清水，放入大米煮至米粒开花。

3. 加入黑木耳丝、红枣、核桃仁同煮至浓稠状，调入白糖拌匀即可。

功效解读

红枣可以补血安神；核桃仁有补血益气、助睡眠的功效。核桃仁、红枣、黑木耳合熬成粥，有补血益气的功效，对改善失眠有一定的帮助。

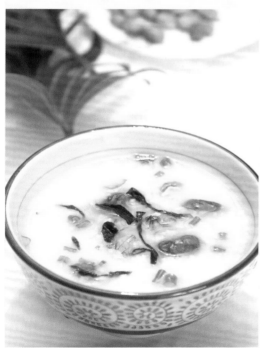

老少咸宜养生粥

补益气血

贫血是指人体血液中红细胞数量减少，或血红蛋白含量降低，低于正常范围下限的一种常见的临床症状。以面色苍白、唇甲色淡、困倦乏力、气短头晕等为特征。贫血者宜食用如山药枣荔粥等有补血安神、补心益气作用的粥品。

🔍 饮食原则

饮食应当多样化，不应偏食，否则容易因某种营养素的缺乏而引起贫血；要选择易于消化的食物；饮食应有规律、有节制，严禁暴饮暴食；多食含铁丰富的食物，如猪肝、猪血、瘦肉、奶制品、豆类、大米、苹果、绿叶蔬菜等；多饮茶能补充叶酸和维生素B_{12}，有利于防治巨细胞性贫血，但缺铁性贫血者不宜饮茶，因为饮茶不利于人体对铁元素的吸收；忌食辛辣、生冷等食物。

⚪ 生活调理

贫血可能会引发头晕、低血压、意识丧失等，所以贫血者最好不要做剧烈运动；避免过度劳累，保证充足的睡眠时间。

☺ 推荐食材、药材

糯米 补脾益气	**荔枝** 开胃益脾	**红枣** 养血安神	**冰糖** 补中益气
		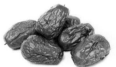	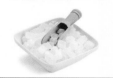

推荐好粥

山药枣荔粥

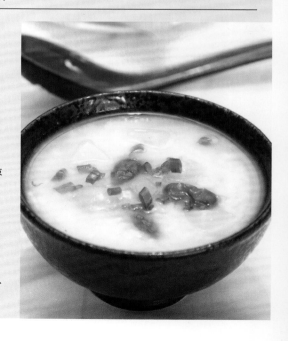

主料

山药、荔枝各30克，红枣10克，大米100克。

配料

冰糖5克，葱花少许。

做法

1. 大米洗净，浸泡；荔枝去壳，去核，洗净；山药去皮洗净，切小块，汆水后捞出；红枣洗净，去核备用。
2. 锅置火上，注入清水，放大米煮至八成熟。
3. 放入荔枝、山药块、红枣煮至粥呈浓稠状，入冰糖溶化，撒上葱花即可。

功效解读

红枣可养血安神；荔枝可养肝、开胃；山药可补益脾胃。此粥适合贫血患者食用。

桂圆枸杞糯米粥

主料

桂圆肉40克，枸杞子10克，糯米100克。

配料

白糖5克。

做法

1. 将糯米洗净，用清水浸泡；将桂圆肉、枸杞子均洗净。

2. 锅置火上，放入糯米，加清水煮至八成熟。

3. 放入桂圆肉、枸杞子煮至粥浓稠，加白糖稍煮，调匀便可。

功效解读

桂圆肉有补心脾、益气血的功效；枸杞子可滋肾养肝。此粥适合贫血患者食用。

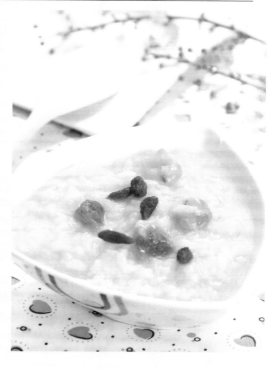

桂圆莲子糯米粥

主料

桂圆肉、莲子、红枣各10克，糯米100克。

配料

白糖5克。

做法

1. 将糯米、莲子洗净，放入清水中浸泡；将桂圆肉、红枣洗净，红枣去核备用。

2. 锅置火上，注入清水，放入糯米、莲子一同煮至八成熟。

3. 放入桂圆肉、红枣煮至粥浓稠，加白糖调匀即可。

功效解读

桂圆肉有开胃健脾、补血益智的功效；红枣有补气养血的功效。本粥适合气血不足、面色萎黄的人士食用。

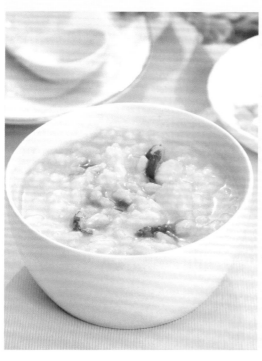

老少咸宜养生粥

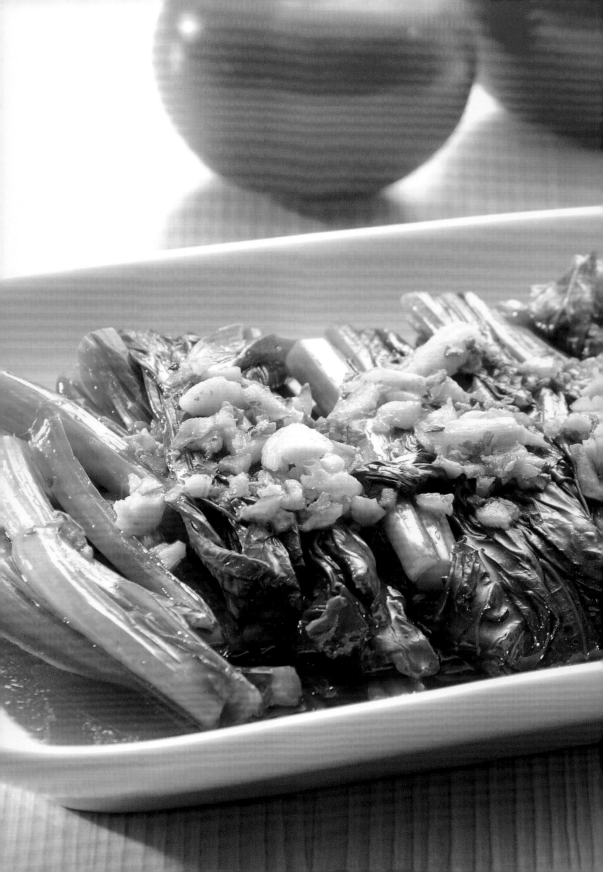

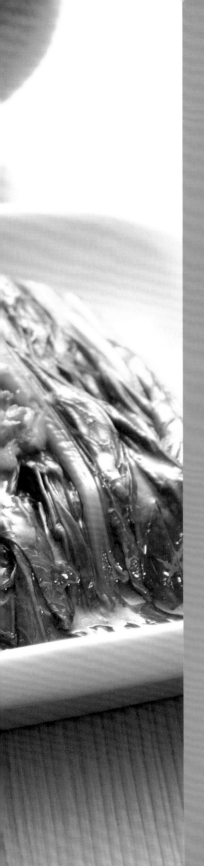

第七章

配粥小菜随手做

常见的配粥小菜有很多，如木瓜炒豆芽、口蘑拌花生、四喜豆腐，等等。这些小菜不仅制作简单，而且营养丰富，实在是佐粥佳品。本章为大家介绍的几十款配粥小菜，营养好、易上手，与粥品配合食用，更加有益健康。

对中国人来说，"吃"是头等大事，即便是喝粥也决不能随便应付。喝粥的时候若能配上一两样小菜，才算得上一顿精致的餐食。

小菜区别于大餐，取其操作方便快捷之意，但方便并不意味着不讲究。一份小菜，从食材的选择开始，已经充满中国人对美食的追求。小菜的食材应当是应季蔬果，食材之间要能做到口味搭配、颜色和谐，这样做出来的小菜才能赏心悦目。小菜的制作过程可以简单，却决不能马虎，根据食材的不同，或炒或拌，口味或甜或咸，要的是清爽宜人或浓厚滋味；佐以粥食，不仅口感上佳，营养更是丰富。

喝粥佐菜，是中国人传承了数千年的美食记忆，哪怕离家再远的游子，捧起一碗粥，夹上一筷子小菜，家乡的熟悉情怀即涌上心头。

本章选取常见食材，它们富含人体所需的多种营养；制作流程简单，大多十几分钟内可以完成。在等待粥熬好的时候动手制作，粥好了，小菜也制作完成，助您轻松享受营养又美味的一餐。

推荐美食

木瓜炒豆芽

主料

木瓜250克，豆芽200克。

配料

黄瓜片、橙子片各适量，盐3克，食用油15毫升，香油10毫升。

做法

1. 将木瓜去皮，去瓤，洗净，切成小长条备用；将豆芽洗净，掐去头尾备用。

2. 炒锅内放食用油烧热，加入木瓜条和豆芽，一起翻炒至熟后调入盐，淋上香油，装入以黄瓜片和橙子片装饰的盘中即可。

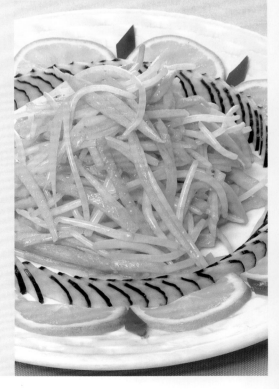

口蘑拌花生

主料

口蘑50克，熟花生米250克，青甜椒、红甜椒各5克。

配料

盐3克，生抽10毫升。

做法

1. 将口蘑洗净，对切，入沸水中焯熟；青甜椒、红甜椒均洗净，去籽后切丁。
2. 口蘑片、花生米一起装盘。
3. 将盐、生抽调匀，淋在口蘑、花生米上，撒上青甜椒丁、红甜椒丁拌匀即可。

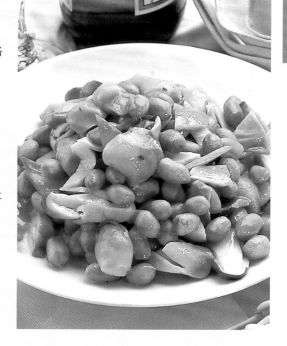

四喜豆腐

主料

豆腐200克，皮蛋50克。

配料

香油10毫升，盐5克，香菜、葱、蒜各30克。

做法

1. 豆腐洗净，在沸水中下盐、豆腐，将豆腐焯熟，捞起沥干水，晾凉后切成四大块，装盘摆好。
2. 香菜洗净，切碎；皮蛋剥去蛋壳，切丁；蒜去皮，切末；葱洗净，切花。
3. 分别把香菜、皮蛋丁、蒜末、葱花摆放在四块豆腐上，淋上香油即可。

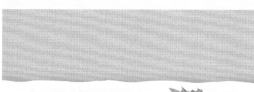

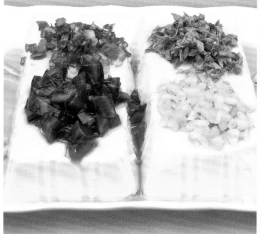

橄榄菜毛豆

主料

猪肉80克，红甜椒、橄榄菜各50克，带壳毛豆300克。

配料

盐4克，料酒、食用油各15毫升。

做法

1. 将猪肉洗净，切成粒；红甜椒洗净，去籽，切成丁；毛豆去壳洗净，入水煮至七分熟，捞出备用；橄榄菜洗净，切碎。

2. 油锅烧热，放入猪肉粒，加2克盐、料酒炒至肉变色，捞出。

3. 另起油锅烧热，放入红甜椒丁煸炒出香味后，加入猪肉粒、毛豆、橄榄菜和剩余的盐炒匀，装盘即可。

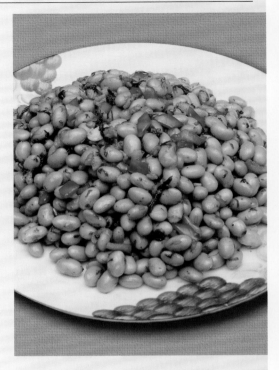

芥蓝拌黄豆

主料

芥蓝50克，黄豆200克。

配料

盐2克，白醋1毫升，香油5毫升，红辣椒4克。

做法

1. 将芥蓝去皮，洗净，切成碎段；黄豆洗净、泡发；红辣椒洗净，去籽，切圈。

2. 锅内注入适量清水，以大火烧沸，把芥蓝段放入水中焯熟并捞起控干；将黄豆放入水中煮熟捞出。

3. 将黄豆、芥蓝段置于碗中，将盐、白醋、香油、红辣椒圈混合调成汁，浇在黄豆、芥蓝段上面即可食用。

爽口藕片

主料

莲藕120克，青甜椒5克，红甜椒10克。

配料

香菜叶适量，盐3克，香油10毫升，白醋8毫升。

做法

1. 莲藕去皮，洗净，切成片，放入沸水中烫熟，捞出沥干水分，装盘；青、红甜椒洗净，去籽，切成圆圈，放入水中焯一下备用。
2. 盐、香油、白醋调成味汁。
3. 将味汁淋在莲藕上拌匀，撒上青甜椒圈、红甜椒圈和香菜叶即可。

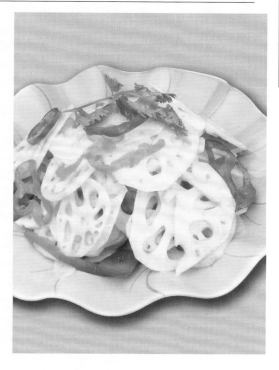

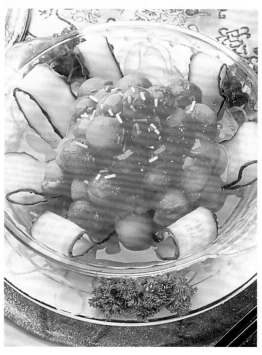

清爽木瓜

主料

木瓜300克，橙汁50毫升。

配料

巧克力屑、黄瓜片各适量，番茄酱20毫升。

做法

1. 将木瓜洗净，去皮，去瓤，以挖球器挖成球状，装入以黄瓜片装饰好的盘中。
2. 将番茄酱和橙汁淋在木瓜球上。
3. 撒上巧克力屑即可。

老醋核桃仁

主料

核桃仁100克，胡萝卜150克。

配料

盐2克，白醋50毫升，生抽、香菜、红辣椒各适量。

做法

1. 核桃仁洗净；胡萝卜去皮，洗净，切成丝；红辣椒洗净，去籽后切丁；香菜洗净，切段。
2. 将胡萝卜丝放入碗中，将核桃仁置于上面，把盐、白醋、生抽混合调成的汁液浇在上面，撒上红辣椒丁、香菜段即可。

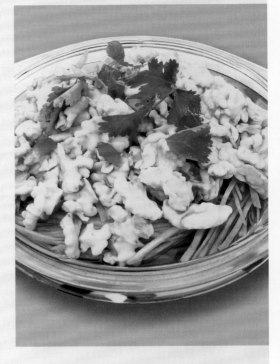

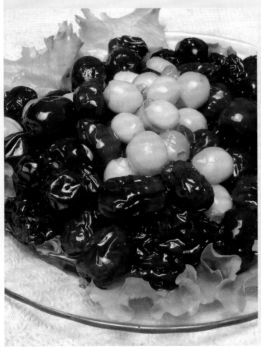

红枣莲子

主料

红枣100克，莲子50克，生菜适量。

配料

蜂蜜80毫升。

做法

1. 将生菜洗净，铺入盘底。
2. 将红枣以温水泡发；莲子去心，洗净，与红枣分别入沸水中煮熟后捞出。
3. 将莲子、红枣同入蜂蜜中拌匀，取出装入生菜盘中即可。

松子仁玉米

主料

玉米粒400克，炸好的松子仁、胡萝卜、豌豆各25克。

配料

盐、白糖、食用油、淀粉各适量。

做法

1. 将胡萝卜洗净，切丁；将豌豆、玉米粒均洗净，焯水，捞出沥水。

2. 油锅烧热，放入胡萝卜丁、玉米粒、豌豆炒熟，加入盐、白糖炒匀，以淀粉勾芡后装盘，撒上松子仁即可。

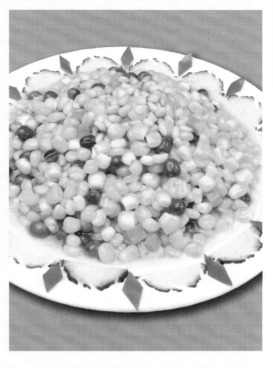

芝麻海草

主料

海草300克，熟白芝麻10克，青甜椒、红甜椒各15克。

配料

盐3克，蚝油10毫升。

做法

1. 海草浸洗干净，除去根和沙石，放入沸水中烫熟，沥干水分，盛盘。

2. 青甜椒、红甜椒洗净，去籽后切丝，入沸水中焯一下。

3. 将海草、青甜椒丝、红甜椒丝、盐、蚝油一起拌匀，撒上熟白芝麻即可。

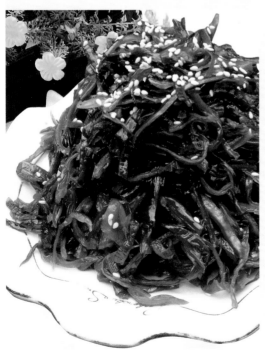

双椒双耳

主料

水发黑木耳、水发银耳各80克，青辣椒、红辣椒各30克。

配料

盐3克，香油、白醋各适量。

做法

1. 黑木耳、银耳均洗净，焯水后捞出放碗中；青、红辣椒均洗净，去籽后切圈，焯水。
2. 白醋、香油、盐、辣椒圈一起拌匀，淋在黑木耳、银耳上即可。

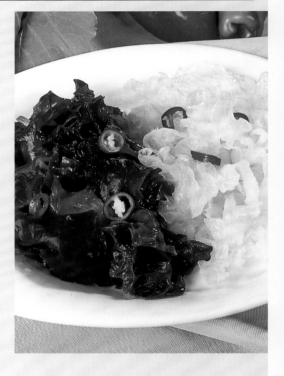

凉拌金针菇

主料

金针菇200克，黄瓜100克，黄花菜50克。

配料

盐3克，生抽10毫升，白醋8毫升，香油少许。

做法

1. 金针菇、黄花菜均洗净，用沸水焯熟；黄瓜洗净，切丝。
2. 将黄瓜丝放入盘中，放入焯熟的金针菇、黄花菜。
3. 用盐、生抽、白醋、香油调成味汁，浇在盘中即可。

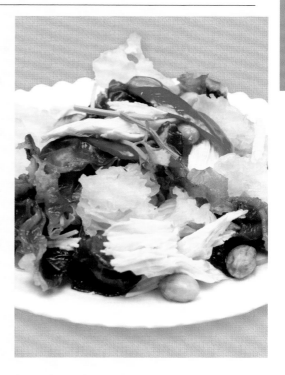

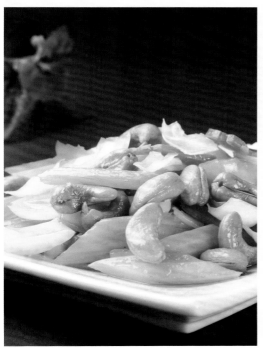

五彩什锦

主料

银耳300克，黑木耳100克，花生米、腐竹各50克，红辣椒5克。

配料

香菜适量，盐3克，白糖15克，白醋、食用油各10毫升，香油5毫升。

做法

1. 将主料（除花生米外）均洗净，改刀，入沸水中焯熟；香菜洗净，切段备用。
2. 花生米放在油锅中炒熟；将所有主料放入一个较大的容器中，加盐、白糖、白醋、香油搅拌均匀，撒入香菜段，装盘即可。

西芹百合炒腰果

主料

西芹100克，鲜百合、腰果各50克。

配料

胡萝卜、盐、玉米油各适量。

做法

1. 将百合洗净，分成瓣；胡萝卜洗净，切片；西芹洗净，切段。
2. 锅内倒入玉米油，油热后放入腰果炸至酥脆，捞出备用；留底油，倒入胡萝卜片、西芹段，以大火翻炒。
3. 倒入百合瓣，加盐，以大火翻炒1分钟；关火，倒入腰果拌匀即可。

甜椒拌金针菇

主料

金针菇500克，红甜椒50克。

配料

盐4克，香菜、生抽、香油各适量。

做法

1. 将金针菇洗净，去须根；红甜椒洗净，去籽，切丝备用；香菜洗净，切段。
2. 将备好的主料放入沸水稍烫，捞出，沥干水分，放入容器中。
3. 往容器里加盐、生抽、香油搅拌均匀，装盘，撒上香菜段即可。

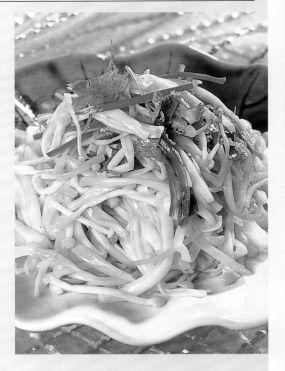

蒜片野生黑木耳

主料

蒜30克，野生黑木耳200克。

配料

香菜20克，红辣椒30克，香油、食用油各10毫升，盐3克。

做法

1. 野生黑木耳洗净，用温水泡发，撕成小朵，放沸水中焯熟，捞起沥干水，装盘晾凉。
2. 蒜去皮，切成片；红辣椒洗净，去籽，切小片；香菜洗净，切碎。
3. 锅内放油，油热后入红辣椒片、蒜片、香菜碎，翻炒至熟，盛出后与其他调味料拌匀，淋在黑木耳上即可。

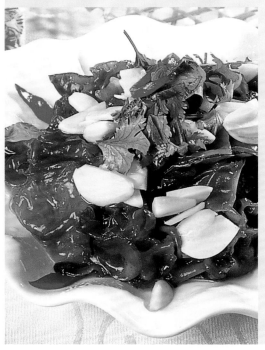

双椒土豆丝

主料

土豆500克，青甜椒、红甜椒各50克。

配料

白醋、盐、花椒油、食用油各适量。

做法

1. 土豆去皮，洗净切丝；将青、红甜椒均洗净，去籽，切丝。

2. 土豆丝入沸水锅中焯至断生。

3. 锅烧热油，下甜椒丝爆香，放入土豆丝，加盐炒匀，淋上白醋和花椒油。

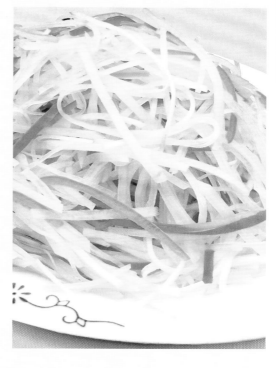

洋葱拌西芹

主料

西芹200克，洋葱100克，圣女果50克。

配料

盐5克，生抽、香油各10毫升，欧芹、花朵各少许。

做法

1. 西芹洗净，去叶，切段；洋葱洗净，切成丝；将切好的西芹段、洋葱丝放沸水中焯熟，捞出沥干水，装盘晾凉。

2. 圣女果洗净，切小瓣，与西芹段、洋葱丝一起装盘。

3. 将盐、生抽、香油等调味料拌匀，淋入盘中，用洗净的欧芹、花朵装饰。

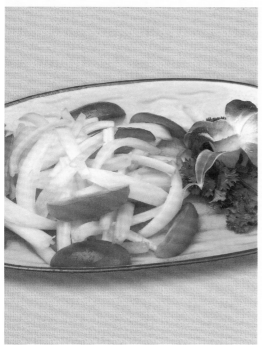

香菜胡萝卜丝

主料

胡萝卜500克，香菜20克。

配料

盐4克，生抽8毫升，香油适量。

做法

1. 胡萝卜洗净，切丝；香菜洗净，切成段备用。
2. 胡萝卜丝放入沸水中稍烫，捞出，沥干水分，放入容器。
3. 将香菜段加入胡萝卜丝中，加盐、生抽、香油搅拌均匀，装盘即可。

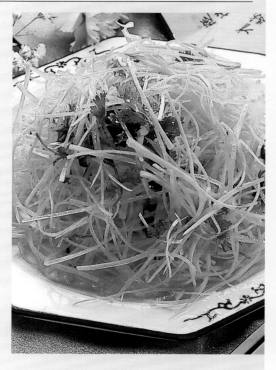

胡萝卜拌金针菇

主料

金针菇300克，胡萝卜150克。

配料

盐3克，白醋6毫升，生抽8毫升，香菜少许。

做法

1. 金针菇洗净；胡萝卜洗净，切丝；香菜洗净，切段。
2. 锅内注水烧沸，放入金针菇、胡萝卜丝焯熟后，捞起沥干并装入盘中。
3. 加入盐、白醋、生抽拌匀，撒上香菜段即可。

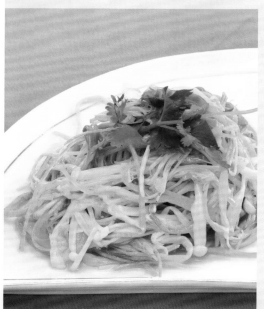

橄榄菜四季豆

主料

橄榄菜50克，四季豆250克，花生米100克。

配料

红辣椒丁少许，生抽、盐、香油、食用油各适量。

做法

1. 四季豆去老筋，洗净切丁；花生米洗净，在热油锅中炒熟，去皮；红辣椒丁、橄榄菜洗净备用。

2. 另起油锅烧热，加红辣椒丁炒香，放入四季豆丁、生抽翻炒。

3. 待四季豆炒至半熟时，加入花生米、橄榄菜、盐翻炒，炒熟后淋上香油，起锅装盘即可。

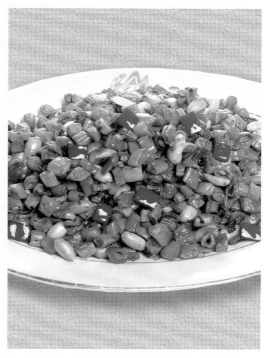

腐乳炒莲藕

主料

莲藕500克，腐乳1块，红甜椒、青甜椒各50克。

配料

香油10毫升，食用油、盐各适量。

做法

1. 莲藕去皮，洗净，切成薄片；青甜椒、红甜椒均洗净，去籽后切小块。

2. 炒锅烧热放油，加入莲藕片和青甜椒、红甜椒块翻炒。

3. 取腐乳搅拌均匀，倒进炒锅，加入盐和香油，翻炒至熟即可。

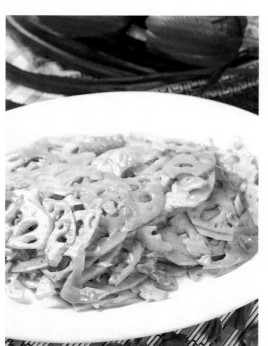

香葱炒豆芽

主料

葱段30克，豆芽40克，水发黑木耳50克。

配料

青辣椒、红辣椒各适量，盐3克，香油8毫升，食用油适量。

做法

1. 豆芽洗净；黑木耳洗净，焯水，捞出沥水，切丝；青甜椒、红辣椒洗净，去籽，切成丝。
2. 油锅烧热，放入青甜椒、红辣椒丝炒香，接着放入葱段、豆芽、黑木耳翻炒，放入盐、香油翻炒至熟，装盘即可。

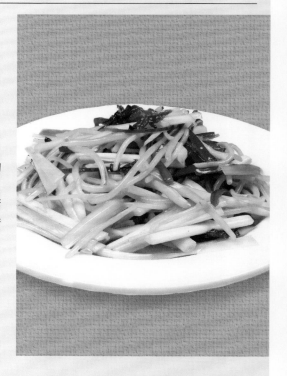

橙子藕片

主料

莲藕300克，橙子1个。

配料

橙汁20毫升。

做法

1. 莲藕去皮洗净，切薄片；橙子洗净，切片。
2. 锅中加适量水烧沸，放入莲藕片，煮熟后捞出盛盘。
3. 将莲藕片与橙片拌匀，倒入橙汁即可。

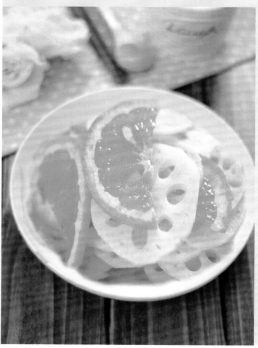

橙汁山药

主料

山药500克，橙汁100毫升，枸杞子8克。

配料

白糖30克，淀粉25克。

做法

1. 山药洗净，去皮，切条，入沸水中煮熟，捞出，沥干水分；枸杞子洗净，稍泡备用。
2. 橙汁以微波炉加热至温，加入白糖，用淀粉勾芡成汁。
3. 将加工好的橙汁淋在山药条上，待其腌渍入味，放入枸杞子即可。

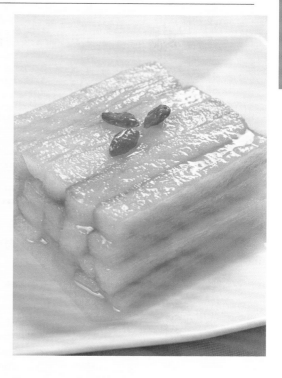

薄切西红柿

主料

西红柿400克，生菜30克。

配料

白糖30克，欧芹适量。

做法

1. 西红柿洗净；欧芹洗净，取叶备用；生菜洗净，放盘中作衬底。
2. 西红柿放入沸水中稍烫一下，捞出切片。
3. 将切好的西红柿片放在生菜上，欧芹叶用作装饰，白糖装入小碟供蘸食。

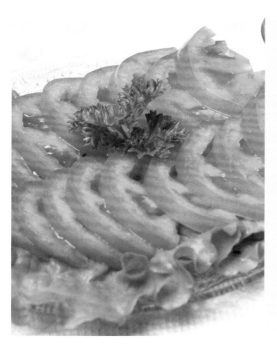

葱油苦瓜

主料

苦瓜500克，葱油20毫升。

配料

盐3克，红辣椒丝适量，香油10毫升。

做法

1. 苦瓜洗净，去瓤，切条，放沸水中焯熟，捞出沥干水，装盘晾凉；红辣椒丝洗净备用。
2. 把盐、香油、葱油一起放入碗内，调匀成调料汁，均匀淋在盘中的苦瓜条上，撒入红辣椒丝装饰即可。

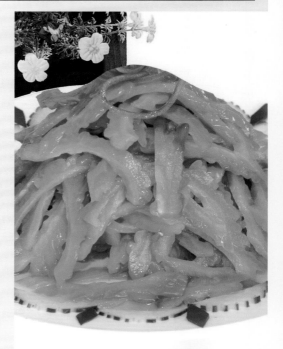

芹菜拌腐竹

主料

芹菜、腐竹各200克。

配料

红辣椒20克，香油10毫升，盐3克。

做法

1. 将芹菜洗净，切段；红辣椒洗净，去籽，切圈；红辣椒圈与芹菜段一同放入沸水锅内焯一下，捞出，沥干水分。
2. 腐竹以水泡发，洗净，切段。
3. 将芹菜段与腐竹段、红辣椒圈放入盘中，调入盐、香油一起拌匀即成。

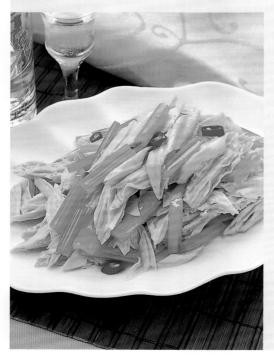

丝瓜毛豆

主料

丝瓜、猪肉各100克，去壳毛豆80克。

配料

红辣椒、盐各4克，水淀粉10毫升，生抽10毫升，食用油适量。

做法

1. 丝瓜去皮，洗净，切滚刀块；红辣椒洗净，去籽，切斜片；猪肉洗净，切片，放1克盐、水淀粉抓匀腌渍；毛豆洗净。
2. 油锅热后，入猪肉片爆炒，炒至肉色微变，下入红辣椒片、毛豆、丝瓜块炒匀。
3. 加水焖2分钟，加剩余盐、生抽调味，盛盘即可。

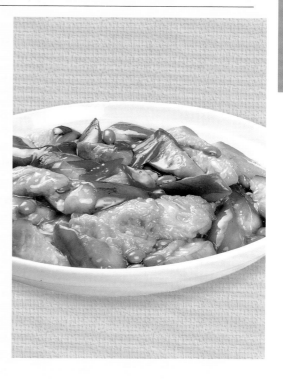

五仁菠菜

主料

菠菜300克，玉米粒、花生米各50克，松子仁、炸豌豆各30克，熟白芝麻15克。

配料

盐4克，生抽8毫升，香油、食用油各适量。

做法

1. 菠菜去须根，洗净，下入沸水中稍烫，捞出沥干水分，切段备用。
2. 将玉米粒、松子仁洗净，入沸水中煮熟，捞出沥水；将花生米以食用油炸熟。
3. 将准备好的所有主料放入容器，调入盐，加生抽、香油，搅拌均匀即可。

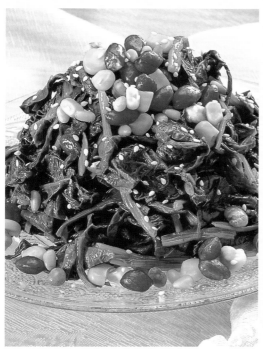

189

西红柿炒西蓝花

主料

西红柿100克，西蓝花300克。

配料

辣椒油20毫升，香油10毫升，盐5克，食用油适量。

做法

1. 西蓝花、西红柿均洗净，切块。
2. 锅中加水烧沸，下入西蓝花焯至断生后，捞出沥水。
3. 锅加油烧热，放进西蓝花和西红柿块滑炒，炒至将熟时，下入辣椒油、盐炒匀，浇上香油后装盘即可。

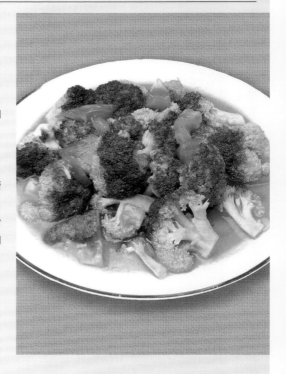

鸡油丝瓜

主料

丝瓜100克，红辣椒20克，鸡油20毫升。

配料

香油10毫升，盐3克。

做法

1. 丝瓜去皮，洗净，切滚刀块，用沸水焯后沥水备用；红辣椒洗净，去籽，切成片。
2. 锅置火上，注入鸡油烧热后，放入丝瓜块、红辣椒片翻炒，调入香油、盐炒匀即可。

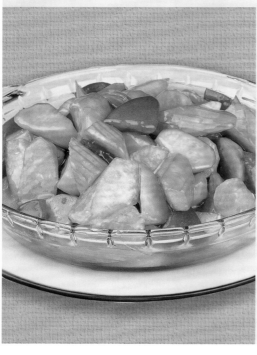

清炒西蓝花

主料

西蓝花500克。

配料

彩椒丁适量，香油10毫升，盐5克，食用油适量。

做法

1. 西蓝花洗净，切小块待用；彩椒丁洗净备用。
2. 锅中加入适量清水烧沸，下入西蓝花块焯至变色后，捞出沥干水分。
3. 炒锅加油烧热，放进西蓝花块和彩椒丁滑炒；炒熟后下入盐炒匀，淋入香油，装盘即可。

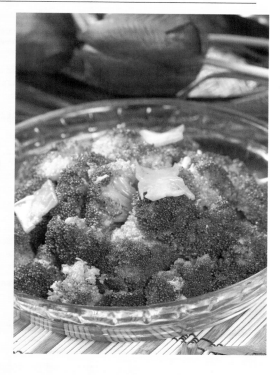

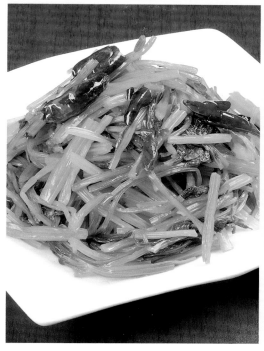

炒芹菜

主料

芹菜500克。

配料

干红辣椒、盐、生抽、食用油各适量。

做法

1. 芹菜去根须，洗净，切成长段；干红辣椒洗净，切长段。
2. 炒锅加油烧热，下入干红辣椒段炒出香味。
3. 放入芹菜段略翻炒，加入盐、生抽炒匀，出锅装盘即可。

板栗白菜

主料

板栗仁100克，白菜心200克。

配料

生抽适量，白糖、盐各10克，水淀粉10毫升。

做法

1. 白菜心洗净，用沸水焯后晾干备用；板栗仁洗净待用。

2. 锅内放适量清水，下入生抽、白糖、盐、白菜心、板栗仁，煮至板栗肉软烂，装盘。

3. 用水淀粉勾芡，淋在板栗仁及白菜心上即成。

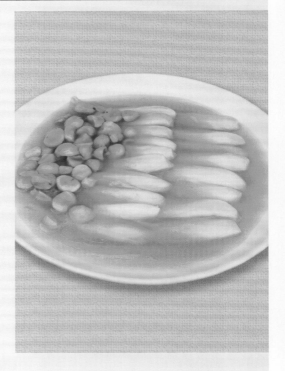

粉丝白菜

主料

粉丝100克，白菜梗50克，青辣椒、红辣椒各30克。

配料

盐3克，白醋5毫升，香油、香菜各适量。

做法

1. 粉丝泡发，剪成小段；白菜梗洗净，切成丝；青辣椒、红辣椒洗净，去籽，切成丝；香菜洗净，切段。

2. 粉丝、白菜梗丝和青辣椒、红辣椒丝均下入沸水中焯烫，至熟后捞出装盘，加入香菜段。

3. 所有配料一起搅匀后，浇入盘中拌匀即可。

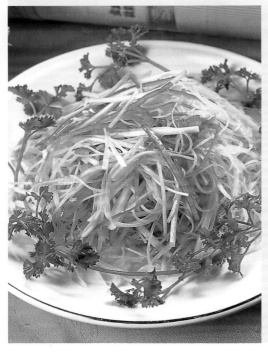

桂花莲枣

主料

红枣100克，莲子50克。

配料

桂花蜜80毫升，欧芹、生菜叶各适量。

做法

1. 红枣以温水泡发；莲子去心，洗净，与红枣分别入沸水中煮熟后捞出；欧芹、生菜叶分别洗净备用。
2. 将莲子、红枣同入桂花蜜中拌匀，取出装入以欧芹和生菜叶装饰好的盘中即可。

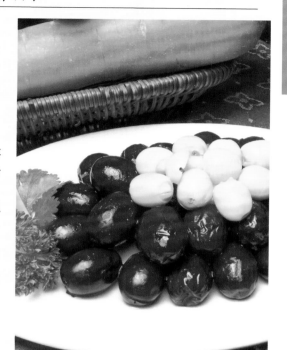

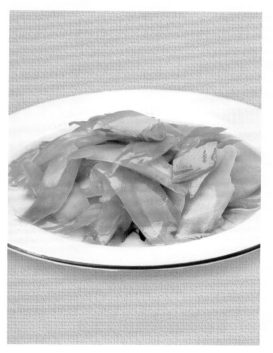

清炒苦瓜

主料

苦瓜250克，红甜椒适量。

配料

盐、食用油各适量。

做法

1. 苦瓜洗净，纵向切成两半，去瓤，切斜片；红甜椒洗净，去籽，切菱形片。
2. 锅内注油烧热，放入苦瓜片，用大火快炒至断生。
3. 加入红甜椒片和盐，转为中火炒至熟，盛出装盘即可。

洋葱牛肉丝

主料

洋葱150克，牛肉80克。

配料

蒜5克，生姜丝、料酒、葱花、盐、食用油各适量。

做法

1. 牛肉洗净，去筋切丝；洋葱洗净，切丝；蒜洗净，切片。
2. 将牛肉丝用料酒、盐腌渍。
3. 锅置火上，加油烧热，放入牛肉丝快火煸炒，放入蒜片、生姜丝；待牛肉炒出香味后加入盐调味，放入洋葱丝略炒，撒上葱花即可。

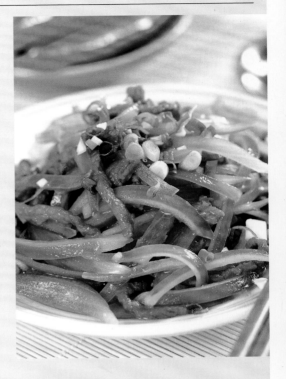

菊花拌木耳

主料

菊花40克，水发黑木耳80克。

配料

盐3克，香油10毫升。

做法

1. 黑木耳洗净，撕成小朵，入沸水锅中焯水后捞出；菊花剥成瓣，洗净，焯水后捞出。
2. 将黑木耳与菊花瓣同拌，调入盐、香油拌匀即可。

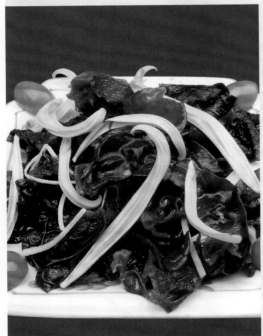